ロング新書

「スマホ」という病

精神科医　浅川雅晴

まえがき

この本はテクノストレス症候群の怖《こわ》さをご紹介させていただきたく書いたものです。

(1) 眼から入った画像が長時間続くと脳疲労を起こしてしまう
(2) 首から肩甲骨が強く凝り、眼のかすみが出る
(3) 自律神経の乱れが始まる。頭痛が出る
(4) 突然、気分障害に襲われる

自分の一生を左右する受験、昇進等の試験が始まろうとしている時に、強い頭痛に襲われるテクノストレス症候群が出る。

頭痛や気分障害は薬を飲んだぐらいでは治まらない。

試験日ではない日に頭痛になってくれれば良いのに‼

テクノストレス症候群は、脳疲労と自律神経の乱れが関係しており、そこに強い緊張が加わることで突然強い痛みに襲われる。

今から待ちに待った結婚式が始まろうとしている。結婚行進曲が流れ始める。そんな時に、立っていられないめまいと吐き気に襲われることもある。本人にしてみれば、何が起こったのか分からない。結婚式に来てくださった方々に心配をかけてしまう。

要するに「今でなくても良いじゃないか‼」と思う時に出現する症状が、テクノストレス症状の痛みと気分障害である。また、無症状で出る怖さがある。

車の運転をしている時、一時的記憶喪失が起こり、ガードレールにぶつかる。「今でなくても良いでしょう‼」と思う時、突然症状を出してくる怖さがあることを知っていただきたい。

普通なら、なにげなく使用している「スマートフォン、パソコン、タブレット」等の画面を覗《のぞ》き見する時間が長くなり、脳疲労を起こす。

そこから個々の弱い所を直撃する病気に発展する。特に深夜の使用は危険である。

大切な人生を機器に奪《うば》われることは許せないのである。

浅川雅晴

目次

二章　軽くみてはいけない！　不眠とうつ症状

五章 「自分に限って」は禁物！　若年性認知症の怖さ

プロローグ
――スマホを使っているあなたが、突然襲《おそ》われる異変

突然襲われる「うつ病、心身症、自殺」

昨年（二〇一九年）一二月と今年（二〇二〇年）一月、そして二月に渡り、私自身、テレビを通じてお伝えしている「スマートフォンが人間の体に健康被害をもたらしている」という現実。

その中でも、特に問題になっている、深夜のスマートフォンの扱いがある。

〈実例〉

会社が終わってサラリーマンの人達が帰宅してほっとした頃、上司から電話がかかる。上司なので電話に出てしまう。

いきなり、「明日の会議をうまくまとめてほしい」との指示が電話で伝えられる。

真面目な性格の人は、勤務外にかかった電話内容を考えてしまう。家族との楽しいはずの団らんが台無しになる。

それだけではない。床につくが、明日の会議の内容が頭から離れない。寝つくことができないまま早めに会社に出てしまう。

一度なら許せるが、何度も勤務時間外に電話がかかってくる。

また、上司からだ!!

出たくないが、出るしかない。「嫌だなあ〜」。

誰にでも生じる「電話恐怖症」これが心身症の入口である。

個人差があり、人によっては独りで悩み「上司からの電話が来なければ良いのになあ」と、床に入っても考えすぎて寝つけない日が続く。うつ病の入口に入ってしまう。

うつ病は最初は痛みも（頭痛、腹痛等）ない。
やる気が日々なくなり、食欲がなくなるか！
ストレス解消で過食になるか！
そしてある日突然、自殺を招く！
誰にも、何も告げることなく、首を吊る。
突然ホームから飛び込む。

「死ぬ前に何か言ってほしかった」と思う。機器によるテクノストレス症候群の心身症とうつ病は、脳疲労と自律神経の乱れから始まっている。
病気と気づいた時は、根が深く治しにくい病気である。そのために、何も言わず誰にも言わず突然自殺する。

普通のうつ病の例として、夫の浮気が原因の主婦のうつ病。この場合は、周りの誰かに、不安と不満とをぶちまけ、ガス抜きが行われる。突然の自殺になりにくい。

テクノストレス症候群がもたらす自殺は、周りに愚痴をもらすことなく亡くなることが特長。そのため周りが助けられない。

いくら知り合い、仲良しの友達、恋人同士であっても、夜の時間に電話をして相手を悩ませることは精神的虐待である。

スマートフォンを使用するにあたって、夜間はかけないなど、時間のマナーを守る時代に入ってきている。

一章

目→脳→脳疲労→自律神経の乱れ

——気づかないうちに出てくるテクノストレス症候群

★自律神経に悪影響を与える「長時間」が問題である

なぜ、テクノストレス症候群が起きるのか？

①

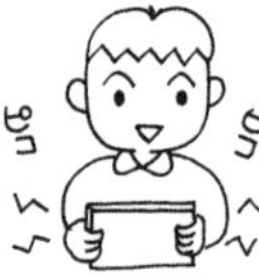

●子供の頃から親の帰宅待ちでTVゲームをしていた
6歳〜12歳

②

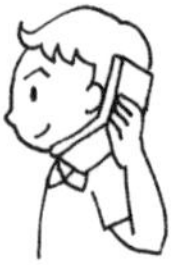

●学童期
小学5年生〜6年生
塾の間にスマートフォンまたはケイタイを使用していた。

③

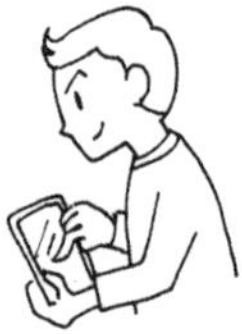

●通学、通勤中にスマートフォン、ケイタイでメールする。

④

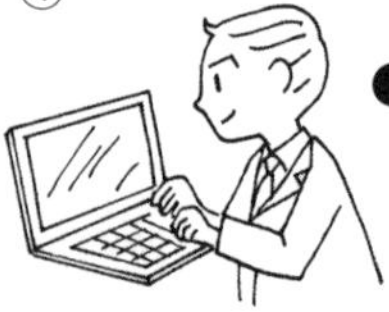

●インターネット、パソコンを使用する高校、大学、社会人になった。

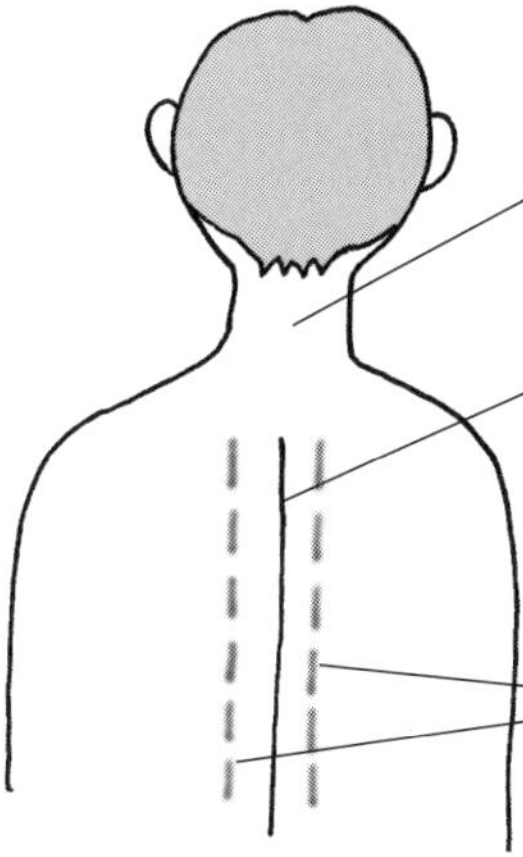

図①～④を見てわかるように長時間同じ姿勢で前かがみになると、首の負担が、脊髄《せきずい》の脇にある交感神経と副交感神経とに悪い影響を与える。熟睡できなくなる。

学童期から思春期にかけて、成長ホルモンの分泌が少なくなる。身長の伸び率が少なくなる。

子供達が成長して社会人になっていく中で、外見的コンプレックスを生み出す。

それだけでなく、同じ姿勢、前かがみでいることによって、「血液の流れ」が悪くなる。すると、頭がボゥーとしてくる。精神的にヤル気が出なくなる。

そうなると成人になる前にメンタル（心）の病になりやすい。

同時に内臓の働きが悪くなり、体の病気を作り出してしまう。ひ弱な人間になる。


スマートフォン、ケイタイ、テレビゲームなどの機器にどっぷりつかった生活を改めよう。


人は古代から歩く、笑う、怒る、泣く、という「体の運動、心の運動」が健康な人格を形成させてきた。そのことを忘れないようにしよう。

スマートフォン、ケイタイ、テレビゲームを始めると、長時間になってしまうことが多い。そうすると、首から脊髄にかけて前かがみになってしまう。

最初は肩凝り、耳鳴りが出やすい。

そして腰痛を引き起こしてしまう。腰痛は他人にはわからない。なった人でないとわからない痛みである。

そのために、学業と仕事が出来なくなる。成人であれば、会社を休みがちになる。

会社に行って机の前に座っていられない痛みのためである。会社側は使いものにならないので、辞めてほしい部署へ行かせたり、または行きたくない所へ転勤を命ぜられる。

本人は腰痛で休みがちだったのは本当だし、自分がいけないのだと、自分自身を納得させる努力をする。しかし、行きたくない部署や転勤は楽しくない。

会社を辞めようか？

転職しようか？

親に何と言っていいのか？

辞めると生活していかれない。

家のローンもあるし、辞めたくても会社を辞められない！

人が心の中で持ちきれる悩みの荷物は、せいぜい二つである。それが三つ、四つと重なることで、心の病を引き起こしてしまう。

個人差でハゲが急に出る「心身症」。

個人差で急に口臭が強く感じられる「心身症」。

個人差で不眠で眠れない悩みから「うつ病」になる。

「自分がいつもの自分ではない」と早期発見できた人でも、心の病と診断された人は、短期でも三カ月～六カ月は治すのにかかる。


テクノストレスの病気で腰痛とうつ病、または心身症が重なって出てくる複合症が多い。

朝から晩までＩＴ機器と向き合う人達に多い症状。

今日は肩が凝る。眼の奥が痛い。

明日は頭痛と腰痛。

次の日は突然、人の多い駅や会社内で気分障害を出してきたりする。

日変わりで、体調の悪さを訴えるという特徴がある。

★一時的記憶喪失《いちじてききおくそうしつ》の危険

最も怖いケースとして、テクノストレス症候群による「一時的記憶喪失」がある。

スマートフォンに夢中で、駅で下車ができず次の駅まで乗りすごす、ということがある。

脳疲労がピークになると、脳の中の海馬が体を守るためにヒューズを一時的にとばす。そのことで一時的記憶喪失が起こりやすくなる。「二秒～五秒」が多い。

例えば、運転しているときカーナビを見る、同時に信号も見ている、そんな時、信号が変わった、発進した。実は赤信号に変わっていた。こんな勘違いが起きる（二秒～三秒）。

アクセルを踏んでしまった。歩行者をはねてしまった。

青信号と思っていたのに、信号は赤になっていた。「二秒～五秒」で起こる一時的記憶喪失がある。自分と他人を傷つけてしまうことになる。いつ起こるか、予測のつかない病気である。

子供の頃から中、高、大学、社会人になるまでIT機器の生活に慣れすぎることによって、脳疲労が蓄積していく。いつ、どこで起こっても不思議ではない。一時的記憶喪失にかかる恐れは誰にでもある。

自分は、主婦だからスマートフォンやケイタイをいじっても大丈夫と思うかもしれないが、とんでもないことが起こる。

子育て、買物、パートの仕事、家族の食事、その他の雑用をしながらスマートフォン、インターネットをあわただしく見る。

同時作業で脳の疲労度は高くなる。

昨日買ったはずのものがない。どこを探しても探しものが出てこない。諦《あきら》めかけた。

しばらくして冷蔵庫へ水を取りに行った。冷蔵庫のとびらを開けると、探していた歯みがき粉が食材の横に、すまし顔で並んでいた。

驚く。「私は頭がおかしくなっている！」と思った。もしかして、アルツハイマー型認知症《にんちしょう》の始まりかと……胸がざわつく。

忙しすぎて、脳が一時的にパニックになって、数秒間記憶を失う。だが慣れた作業は体が勝手に動くようになっている。そこで「病気ではない、気のせいだろう」と自己診断してしまう。

忙しすぎる時は「車の運転」「家事の天プラをあげる」等は絶対にするべきではない。

一時的記憶喪失は数秒間、海馬のスイッチのヒューズがとぶ。そして数秒で元に戻るから「自分が一時的記憶喪失になったことに気がつかない」のである。

アルツハイマー型認知症の初期と似ている症状であるから、見逃される。診断が難しい症状である。

テクノストレスによって脳疲労が続くと若い受験生でも社会人でも起きてしまう。ＩＴ機器が生み出した新しい病が、今後どこまで広がるのか心配である。

個々の脳疲労度は次のように異なる。
（1）自分は受験勉強で睡眠不足だと「頭がボゥー」としてしまうタイプの人
（2）自分は一晩でもＴＶゲーム、麻雀をしても平気である。「朝起きれないが……」というタイプの人
脳疲労で一時的な記憶喪失が出るのは（2）のタイプの人である。
（1）のタイプの人は、「頭がボゥー」として異変を感じ、眠る。
（2）のタイプの人は、自分は一晩寝なくても平気という自信があるため、引き続きケイタイ、メール、スマートフォンをいじる。脳はブルーライトを浴びて、眠れなくなる。
熟睡しないで肉体的疲労を重ねると、脳のストレス度は平行して強くなる。

一時的記憶喪失を起こして、体を守ろうとするスイッチが入りやすくなる。

前の晩に熟睡していない状態で同時作業「運転とヘッドホンでガンガン音楽を聞く」「カーナビを見る」すると前方不注意で二秒～五秒記憶喪失が起こる。そして事故となる。

どんなに自信があっても疲れている時は、同時作業はしてはならない。工場で働いていたら、指を切断してしまう。ベルトコンベヤーに指がはさまれる事故になったりする。


昔、私が子供だった頃を思い出した。

ランドセルを背負って「ただいま」と帰宅。玄関先に外科医だった父親の患者さんが指をぶらさげて立っていた。タオルが真っ赤に染まっていた。

子供の私には、衝撃《しょうげき》で口は開いているが、言葉が出なかった記憶がある。

働いていた看護師さんが私の眼をふさいだ。だが、遅かった。垂れ下がった指が、眼に焼きついてしまった。

人の体は、指であろうと、足であろうと全て大切な一部である。〝悲しいかな〟人は事故にならないと反省しないところがある。

私は子供の頃から多くの人が、苦しい、痛いと泣く環境で育ってきている。だから、人が泣く姿はもう見たくない。そういう気持ちがあるから、本を通して「警告したがる」のだろうと思う。

★目、脳、運動能力の老化が一〇年早くなる

インターネット、パソコン、スマートフォン、テレビゲーム等に接する時間が長ければ長いほど、機器による「テクノストレス症候群」が発生しやすくなる。

人の眼、脳、運動能力が一〇年～一五年老化が早くなる。その理由は、同じ姿勢で固まりやすいからである。血液循環が低下する。自律神経の乱れが生じてくる。代謝力《たいしゃりょく》が低下する。そして目に見える所では皮膚の老化でたるみが出

る。

男性化粧品が売り上げを伸ばしている。男性も歳をとって老けたくない願望は女性と同じなんだろう。

鮫《さめ》は視力が弱く、貪欲で何でも食べようとしてかじってしまう。鉄でもかじる。歯が折れてしまう。

だが、下顎にある子供の歯（二番目の歯）が五～六秒で上がってくる。何事もないように上がってくる。

歯が折れても大丈夫。予備の歯が再び上昇するように何層にも歯が重なっている。

人間の腸も、粘膜《ねんまく》は毎日代謝して新しい粘膜が上がってきている。はがれ落ちた古い粘膜は大便として排出される。

人間の皮膚も代謝して垢《あか》になって洗い流される。鮫の歯のように五～六秒では新しくならないが、人間も同じように新しくなっていっている骨は、少しずつ約五年間で全身に新しい骨が形成されている。

カルシウム細胞は、上から流れ落ち、下から新しい骨が作り出されていく。犬も同じで、期間サイクルが異なるだけで、年に三回か四回は新しい毛に変わっている。だが、代謝が悪くなると、新しい毛になるスピードが遅くなる。老犬の毛は、艶《つや》を失いがちになる。

しかし、老犬でもストレスがかかっていない犬は一六歳になっても毛に艶がある。足も引きずっていない。

その飼い主と話をすると、一日に何度も散歩に連れ出している。散歩の楽しい回数が多いことが明らかになった。

人間も犬も動物であるから、ストレスがかかると、代謝力が弱まる。老化するか、しないかは「血液循環を良くして熟睡して、適度の運動をする」「一日に必ず自分なりの楽しみの時間をもつ」ことにある。

趣味でも「独り歌を唱う」「声を出す」「大笑いする」「声を出して本を読む」ことが必要だ。

人に愚痴《ぐち》を聞いてもらうと後でスッキリする。内面に溜《た》まっているモヤモヤを口に出すことでスッキリする。

声を出す。口を大きく開ける。顎が開く。すると大脳中枢を刺激され、脳内分泌ホルモンが作り出される。

例えば親子喧嘩、夫婦喧嘩のときも大声を出して、やりあった後はスッキリする。

だが、相手に遠慮して声を出せなかった喧嘩は、のちのち無性に腹がたってくることが多い。

ストレスが溜まって喧嘩したのに、後味が悪く、重い胸の内となる。

声を出し切ることは、全身運動に匹敵《ひってき》する。

★人と会うのが面倒臭い、引きこもりの始まり

スマートフォンを使い過ぎる。
インターネットで買い物をする。
朝から晩まで機器だけに接することが多い人は、引きこもりの始まりになってしまう。
そのうち人と会うことが面倒臭くなる。
ここからが問題である。

人が人と会って「話す、笑う、考える」そういうことが少なくなると、その人の能力が評価されにくくなる。
人が人と会って楽しく話をするには、相手の心を読む「脳のアンテナが微妙に揺れ動く」という働きが必要。そのことによって相手の会話を通して発想が

飛び出すきっかけが生まれる。

会話をしているうちに、そうだ「今度、そこの城と町を見に行こう」「美味しいものを食べてこよう」

「人が人と会う」という意味は、今まで家の中だけで過ごしていたが行動範囲が広がるということである。

知らず知らず知識が豊富になっていく。今まで気づかなかった自分を知ることになる。


「自分はこんなことが好きなんだ」

「自分はこんなことができるんだ」と気付かせてもらえる。

人は人によって支えられている。

人は人によって能力を認めてもらえる場ができる。


人と笑う、しゃべることによって脳内から「セロトニン、ドーパミン」という物質が作られて血液中に流れ出す。

その分泌ホルモンが毛細血管から細胞に行きわたっていく。傷んだ細胞を修復してくれる。笑う、しゃべる、楽しく相手と楽しむ。気持ちがすっきりして元気になる。ヤル気が出るようになる。人が人と会って楽しく会話する。相手から元気をもらっている。

だから、相手に感謝をするには、相手を立てる自分作りをしなくてはならない。

普通にできていた常識が機器の普及によって失われている。そして今、人と人とが会うことが面倒臭く感じるようになっている。

人が人とぶつかる、殴《なぐ》る行為も出ている。

人が人と会って、笑わなくなると、怒りっぽくなる。

ちょっとしたことで相手に怪我をさせる感情の爆発が起こっている。

スマートフォン、インターネット、タブレット等の普及が進んでいない三〇年前までは、人を駅で怪我させる喧嘩は少なかった。

スマートフォン、インターネット、タブレット等は、相手を楽しい場に誘う短い使い方をすれば、良い使い方になると思う。

文明機器を上手に使う工夫をお願いしたい。

★ピント調整に悪影響、かすみ目の複合症状により若者が老眼に

「スマートフォン、ケイタイ電話、パソコン、インターネット」等の機器類から発生しているブルーライト光線は、これを浴びせられると、眼球の奥の網膜が刺激されて変化をきたしたり、ピント調節に影響をきたしてしまう。

ピント調節の筋肉（毛様体筋）が伸びっ

ブルーライト光線によってピント調節の筋肉が伸びっぱなしになる

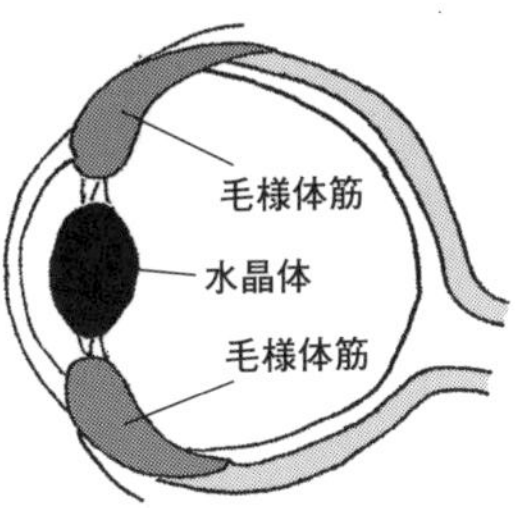

ぱなしになり、画面から離れた遠くを見るとかすんで見えてしまう。

物や人が二重に見えてくる。

このような症状が出たら、三週間ぐらい機器から離れて、使わないようにしよう。

スマートフォンは特に使わないようにしよう。

日常で必要な連絡ぐらいだけの使用に決めておこう。

スマートフォン等による老眼の症状が起こっている。

若い頃から使用禁止にすれば、すぐに治るだろうと思いがちであるが……ピント調節機能は繊細な部分である。伸びきったヒモのゴムを縮めるのは困難である。

●個人差はあるが老眼のような症状は、回復までに時間がかかってしまう。眼科で視力検査を定期的に受けてほしい。

●自転車の運転で事故を起こしたり、駅のホームからの転落事故もある。

●スマートフォンを見ながら、TVを見ながら、食事をする人が増加している。満腹中枢が正しく働いていないので、食べても食べても満腹感がない。
●TVを見ながら食事をする、しっかりかまずに食べてしまう。唾液の量が少なくなっている。
●知らず知らず肥満体質を作りあげてしまう。
●急に肥満になる。急に体重が「三kg～五kg」増加。太ると人間は乱視の傾向になる。
●体が急に太ると、またはやせると眼球も脹《ふく》らんだり、やせたりする。太ってもやせても眼球に直接影響が出る。
●急に肥満になる。血糖値が上がる。糖尿病は、血糖値が一五〇を三回超えると糖尿病予備軍に入る。それ以上は糖尿病に入ってしまう。眼球には細い「毛細血管」が通っている。肥満を続けると「毛細血管」の先が出血する。出血が広がると失明してしまう。
スマートフォンやテレビを見ながら食事をしないでほしい。

スマートフォン族の皆さんの多くが、面倒臭いだるさに襲われてしまう。簡単ですぐ食べられるものを片手で食べて、栄養が片寄り、炭水化物だけを主にとることになる。すると二～三時間で空腹感が出てしまう。「腹の中から、オーイ、なにか食べさせろ!!」と騒ぐ。片手で食べられるギョウザを二皿も三皿も食べる。

●そこで食事の片寄りが出ている。肥満体質を自ら作りあげてしまっている。毛細血管の通りが良くなる野菜生活を始めて下さい。根菜、ニンジン、玉ネギ、青野菜、小松菜、ピーマン等をたくさん食べよう。

半年から一年で血液が新しく作り変えられる。かすみ目が改善に向かうでしょう。

●肥満を治しても血液が綺麗にならない場合、血栓《けっせん》ができたままになってしまう。すると突然、脳梗塞に襲われてしまう恐れがある。

現代は、機器類によるテクノストレス症状のかすみ目と、食生活の片寄りによるかすみ目とが重なって、複合症状による老眼を若者の中にも出している。目が悪くなった原因は食事が影響しているのだ。片寄った食事ではなく、バランスの良い食事をよくかんで食べて下さい。人の体は「指先にトゲが刺さっただけで痛みを感じる」センサーなのだ。まして や、大切な目の異変を見逃してはならないのだ。

症例1
日替わりでやってくる耳鳴り。頭痛、腰痛、目の奥の痛み
〈一流会社勤務、女性二八歳、独身〉

ＯＬ二八歳、独身。大学卒業後、大手商社のフロント受付を任された。フロントに座るだけあって、なかなかの美人。しかし仕事が終わるとスーパーで菓子を買うのが唯一の楽しみだった。

朝から夕方までパソコンを見ながら人との対応に追われる。

夕方になると誰にも会いたくなくなる。強い緊張から切り離されると夕方は、ほっとする。帰宅してスマートフォンとテレビをつけ、菓子袋に手を伸ばすと幸せを感じると言っている。

一年半で十二kgも肥ってしまった。フロント受付を離れ、雑務処理室の仕事に配置換えになった。その頃から肥満と共に血糖、血圧が上昇。そしてパソコンを見続けた結果生じたテクノストレス症候群になった。眼がかすむ。耳鳴り、立ちくらみが出るようになった。

帰宅してリラックスしようとしても、以前味わったことのないような倦怠感、だるさが出るようになった。時には頭痛で悩まされるため、出勤ができない日が多くなった。会社に診断書を提出すると、二週間以上は休みを認めてもらえず、体のだるさをひきずりながら出社したが、自分の居場所がなく退社することになった。

テクノストレス症候群は一カ月～二カ月では治らない。長年の脳疲労の蓄積からくる病気であり、自律神経を乱し「だるさ、痛み」が日によって異なる体の場所に出ることが多い。

アルバイトをしたくても、大きな荷物を運ぶことができなくなってしまう。再就職を目指すが、体がスッキリしないため、再就職をあきらめるしかない。少しずつ生活が貧困になっていく。そういう若者達が増えている。

彼女もあっという間に三二歳になってしまった。今はテクノストレス症候群とうつ病との複合症状を出してきている。働きたくても体の痛みがあると働けなくなり、家に引きこもってしまう。

外に出て散歩から始めてもらうようにすすめている。薬に頼るだけでなく、太陽を一日に十五分浴びるように指導。ビタミンDが不足すると、体のだるさが強くなる。太陽を浴びないとビタミンDが作られない。

彼女は今は電子機器から離れる努力を続けている。頭痛とめまいも軽くなってきている。

〈アドバイス1〉

若者達が一度テクノストレス症候群にかかると、治している間にあっという間に三〇歳になる。再就職の難しさがある。長時間の機器類使用は控えよう。

〈アドバイス2〉

今の若者達はスマートフォンが唯一の友達になっていたりする。スマートフォン依存症であり、テクノストレス症候群にかかりつつあることを知る必要がある。

なぜ、毎日「面倒臭いと思ったり、だるいと思ったり」するのか？

病気に足をかけてしまっている。

「怒りっぽくなったり、だらだら行動になる」身体にだるさが出始めるのがテクノストレス症候群の初期であることを知ってほしい。

〈アドバイス3〉

機器（スマートフォンやＰＣ）を覗く姿勢を減らし、飛んだり、跳ねたりしよう。「運動不足」「遠くを見ることが不足」「他人との会話不足」これらを改善する必要がある。

これらを改善しないと、いずれ病気になり、いったん病気になると長期治療が必要となり、仕事を失うという危険が出てきてしまう。

●医師の薬は「飲まなくても良い」と言われるまでやめない

テクノストレス症候群に対しては、一つの症状ではなくて、二つ、三つ不調が重なってくることが多い。薬を飲んで様子を見ながら薬を変えていく必要性も出る。

専門医にかかる時は、自分の気持ちを伝えやすい医師を選ぼう。

もし、薬が合わない時に遠慮しないで言えることが治す一歩となる。言いづらい医師だと、薬を服用しても症状が変わらないということを話せない。

ただ通院だけしていると、そのうちほんとうに治るのだろうか？　と先々の心配が出てきてしまう。不安をつのらせる日々が続くと、うつ病になってしまうこともある。

病気を治すために、通院しているのに、将来を悲観して次の病気を発生させてしまっては何にもならない。

患者さんが治るための第一歩は、心の中を話すことにある。それで症状が軽くなることが何より大事だ。

医師は、患者さんの具合に寄り添い、お互い治す方向に向かっていかなくてはならない。

患者さんが医師にまかせていても、医師が患者さんの意見を聞かなければ、患者さん側が不安になったり、また通院を勝手にやめてしまったりする。

だから、最初から自分の心を話せるということが治すための第一の要素である。

第二に、精神科の薬は繊細な神経回路にジワジワ効くようにできていることを理解することである。

胃薬のように、数時間で効くことはない。神経回路に、すぐ効くとすれば、気がふれてしまう。

悪いたとえで麻薬がある。脱法ハーブ等は神経回路に直接ふれてしまう。そこで自分の意識以外のことができてしまうのである。

薬は繊細に精密に作られている。だから、必要量以上飲むことは危険である。医師の指示に従って扱って下さい。

精神科、心療内科の薬は、他の薬とは異なっている。二～三週間で少しずつ改善されていく。

症状が回復すると、患者さんは治ったと自己診断して勝手に来なくなる人もいる。

薬によって閉じていた神経回路が開き出した。症状が改善されようとした。

その時、自己診断して治ったと思いこんでしまい薬を飲まなくなる。日々神経回路はふさがっていく。

いったん、閉じた神経回路を再び開けるには、最初よりも数倍の時間が必要になる。人によっては、元のように回路が開かない。

薬は医師に、「もう飲まなくて良いよ‼」と言われる日まで飲んでくださいね‼

症例2

鳴っていないのにケイタイ電話の振動を感じる

〈男性、パソコン、インターネットを見ながら商社勤務、三五歳〉

子供と妻、本人の三人暮らし。

最初は軽い耳鳴りが始まった。続いて眼のかすみを訴えた。

続いてケイタイ電話が鳴っていないのに、Yシャツポケットで振動を感じた。ケイタイの振動がたびたび起こるようになった。

実際は鳴っていないのだ。それで体の異変が心配になってきた。たまたま電車で読んだ雑誌で「テクノストレス症候群」の病気を知って「メンタルクリニック」で治せると思って、やってきたと話してくれた。

「外国出張が多いため、日本で治したかった」と話して、問診にいろいろ答えてくれた。

眼のかすみが強くなっていた。

先日、会社へ向かう駅の階段で踏み違いをして、とっさに体を支えた時に、右手首の骨折となった。

「たかが眼のかすみで、不便な日常生活になってしまった」「これ以上悪いことになりたくない」と先々を思い、クリニックへ行く決断となり、診察してもらいにきた。

いつから機器類を使っているか？　と聞いたところ、

「高校時代からTVゲームを毎日。大学に入りパソコンを毎日していた」とのこと。機器類を使いだして一八年経過している。その状況が今である。

テクノストレス症候群は、使用してすぐには（例えば一～三年では）まず症状は起きない。だが五年～六年経過するに従って、体の凝り、関節の痛み、体が重く感じるという症状が出やすくなる。

「個人差と、使用する時間の長さで症状の出ぐあいが異なる」と説明した。彼のように、ケイタイ電話の振動体験に発展するのは、日常生活のスケジュールが過密であり、ケイタイ電話、インターネット、パソコン、スマートフォン等の画面と向かい合う日常生活が、普通になっている人に多い。

長期集中型のケースとして、ある日突然症状を出すテクノストレス症候群は治すのに時間がかかる、と話した。

彼の場合、今は、右手首を骨折しているので、以前より機器類の接触が少なくなっている。それで心配はない。できるだけブルーライトを浴びないことをアドバイスした。仕事の時はブルーライト防止メガネを使用してもらいたい。

今、治しておかないと、次の症状が不眠として出てしまう。そのことで今度はうつ病に進行してしまう。そしてエリートコースから遠ざかる将来になると伝えた。
彼は通院中であるが、徐々に画面を見る生活をしなくなっている。このまま注意を守って、運動を日常に取り入れてくれれば、改善される見通しである。今は、ケイタイ振動の勘違いはなくなってきている。

電車内の過ごし方を考えよう

機器類と向き合う電車内の生活を、少し変えることを考えよう。
- まずは小さなメモ、ノート等をもつようにする。
- 車内で明日の予定を見たり、また予定を書きこむ時間にする。
- 帰宅してくつろげるよう時間を工夫する。
- 今のようにスマートフォンとニラメッコしなかった時代の流れを思い出して、正しい生活リズムを作ること。

以前は電車内で「ボー」としていたでしょう。

そんな脳と眼を休める時間が必要である。

若者が老眼と強い乱視そして体調の悪さを訴えてきている。

一方若者達の親は、若い人達ほど症状を出してきていない。それは、ブルーライトを浴び続ける生活をしていないので、健康なのである。

★テクノストレス症候群はこうして発症する

①目→脳→脳疲労→自律神経の乱れとなる

テクノストレス症候群が発生していく経路を説明する。

一〇歳代～二〇歳代～三〇歳代～四〇歳代の人達が、テクノストレスにより不眠を出してきている。

なぜ、機器類の画面を見て、「不眠、強い頭痛、肩凝り、腰痛、気分の低下、めまい、耳鳴り、一時的記憶喪失、若年性老眼、子供の骨折、目の奥の痛み、ケイタイの疑振動、月経不順、対人恐怖」等の多くの症状が発症するのだろう？

目から直結しているのが脳であり、目から見た画面が脳中枢を刺激する。長時間画面を見ると、脳の疲労が起こってくる。すると、人の体を動かす交感神経、人の体を守ろうとする副交感神経が乱れてしまう。

長時間画面を見ることによって、交感神経と副交感神経とに悪い影響を及ぼすことになる。すると、自律神経が乱れて、本人の弱い所をハンマーでなぐりつける形で症状が次々と発生してくる。

テクノストレス症候群は他の病気とは全く異なる点がある。最初は症状が一つ、眼のかすみだった。「眼が変だなあ〜」とこすって放置して目薬をさしていた。すると、めまい、耳鳴りが出てきた。症状が二つに重なる。このあたりまで、心配であるが、専門医に診断を受けるまでもないだろうと、自己診断することが多い。すると、強い頭痛が発生する。

芋づる式に病気が重なるのが、
テクノストレス症候群の特長である。

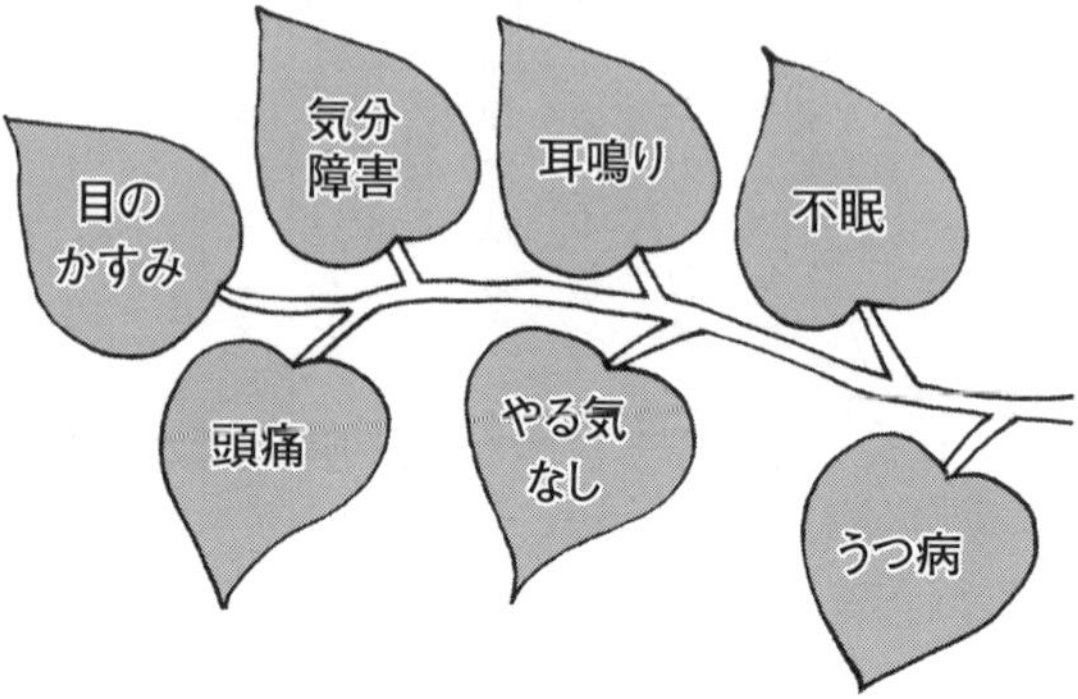

②自律神経の乱れで血液中に適切でない量のホルモンを流出させる

テクノストレス症候群の強い頭痛は、脳疲労と自律神経との異常が重なっているので、ドラッグストアーでの頭痛薬では、たいして治まらない。

そのうち、頭痛薬の飲みすぎで体にふらつきが出てしまう。

次の日も、頭痛は止まってくれない。どうすることもできず医師に相談する。

頭痛なので、内科を受診することも多い。そこで二～三週間がすぎてしまう。

すると、次の症状が発生することが多い。

頭痛から腰痛、足のむくみまでが始まってくる。

本人にしてみれば、いったい「自分の体は、どうなっているのだろう」と思う。この不安、症状が強くなる。仕事に行く気力、ヤル気が削ぎとられていき、不眠になり、うつ病を発生させることになる。

なぜそうなるのか？

目から入るブルーライト光線で脳が疲労する。体を守ろうとする「交感神経、副交感神経」をゆさぶることで、自律神経が乱れる。血液中に適切ではない量の分泌ホルモンが流れ出てしまうことにより、個々の体調によって、体のだるさ、むくみ、痛み、気分の重さを出していき、病気を発生させるのが、テクノストレス症候群のメカニズムである。

③思いもかけない時に発生

脳が疲労すると、体を動かす指令室が正しく働かなくなる。すると、「交感神経と副交感神経」の体を守る機能が崩れ、自律神経を巻きこんで病気を次から次へと発生させる。恐い病気である。

六歳頃から画面を見る遊びがスタートしたとしよう。

六歳児で画面を見るようになってから、入社二三歳で一七年間が経過。テクノストレス症候群が最も発生しやすくなる年齢は二三歳～二七歳になる。

その理由となるものはこうである。

画面から脳疲労が出ると共に、入社二年～三年で上司、同僚との関係と、仕事を覚える、心の負担が重なる、そして、二七歳から二八、二九歳の頃に結婚も考える年齢になる。

六歳頃から、機器を使うことには、なんの抵抗もないが、人の感情の動きと向き合うことが少なかったために、このように上司、同僚、仕事場での応対、異性への恋愛に対しての会話力が弱いなど、二四歳～二九歳頃にかけて感情ある場面で立ちすくむ。

このように悩みが発生すると体は弱って「自分は、この仕事は向いていないかもしれない」と弱気になる。

そんな、悩みを抱える時期に、長年機器類を使用して、すぐに出なかったテクノストレス症候群が思いもかけず発生するのである。


社会人になって大学からの知り合いと結婚した。

幸せな家庭生活で子供も二人産まれた。そのような時に、テクノストレス症候群を出してくる人達もいる。


バリバリ稼いできたつもりだった二九歳の男性。朝起きた。金具を削《けず》るような「キーン」といった強い耳鳴りで頭をおさえた。本人は、今まで味わったことのない出来事に、気が動転してしまって朝一番に病院にかけ込んだ。

脳外科のレントゲンで異常はなかった。食事をする気にもなれない。「キーン」と鳴り響く音を止めてほしい。それが唯一の願いになった。

途方にくれて歩いていた時、たまたまクリニックの看板に魅かれて、閉まる直前に、真っ青な顔をして入ってきた。

どうしましたか？

言葉少なく、「耳鳴りが止まらない！」という。

問診を続けていくにつれ、テクノストレス症候群だと思える点がいくつかあった。

「一週間、この薬を飲んでください、少し改善されると思う。二週間目に次の段階に入りますから、また来て下さい」

本人は、理由がわかったことによって死の危険がなくなり、安心して通院している。

テクノストレス症候群は、彼のように突然症状が出る病気である。

二〇歳代の若者達がテクノストレス症候群からくる不眠に苦しんでいる状況がある中で、頭痛と重ならないことを願っている。

不眠と頭痛が重なると、会社へ行けなくなったり、大学へ通えなくなったりする。そのことで、将来予定している就職活動も思うようにできなくなる。内定が決まっても、出社できなくなる恐れがある。

将来の予定を狂わせてしまうのがテクノストレス症候群の怖さである。

誰もが、「自分は、そんなことにはならない」と思っている。テクノストレス症候群は、予期しない時に起こる病気であるがゆえに、知っておかないと本人が慌ててしまう。

テクノストレス症候群は、心身症やうつ病のように「以前の自分とどこか違う」というような早期発見の目安がなくて、突然に強い頭痛に襲われる、強い腰痛に襲われる、目のかすみ、目の奥の痛み、だるさが突然襲ってくる。

すると、強い腰痛は整形外科受診、目のかすみには眼科受診、頭痛には脳外科か内科受診と症状が改善されないまま、おかど違いの薬を飲むことになる。

このようにテクノストレス症候群は、まぎれもなくややこしい病気である。

テクノストレス症候群だと診断されるまでに時間がかかる。
今、このテクノストレス症候群は新しい病気として幕を開けたばかりである。

二章

軽くみてはいけない！
不眠とうつ症状

★テクノストレスによる過食と飲酒

現代は、ベンチャービジネスとして、人工頭脳の開発が急速に進められている。

近い将来、クローゼットの前に立って「今日は、何を着ようかなあ〜」と話しかけると「今日は雨が降りそうだから、これと、これは、どうでしょう」とアドバイスと洋服の組合せまでしてくれる。

近い将来は、冷蔵庫の前トビラが、中に入っている食材と献立まで表示して教えてくれる（クローゼットボードにはめ込まれた人工頭脳である）。

近い将来は、部屋の壁に向かって立つと、今日の情報を教えてくれて「傘をもって行った方がいいよ！」と言葉で話してくれる。

急速に開発される車や家の中の人工頭脳に驚くばかりで、気持ちがついていかないところがある。

日本の敗戦後の焼け野原を、学校の社会科の時間に見せられて育ってきた私には、人工頭脳の生活に心がついていかないが、漫画で見た世界が現実化してくるのだろう。

コンピューターを操《あやつ》り、そこで働く人達は、高学歴の集団である。一日中、頭脳労働をする。われわれが想像するより、はるかに脳疲労がある。

脳疲労はコンピューターに向かって、仕事をしてすぐに体が痛んだり、だるさを出すことは少ない。

しかし、この脳疲労は始まるともやもやする。そのもやもや感を酒で解消しようとする。アルコールが飲めない人達は、もやもや感を、食べることで解消しようとして過食症への入り口を作ってしまう。脳疲労によって、満腹感を感じる、感じかたが遅いために、つい過食になってしまうところに問題がある。

そこで過食やアルコールの飲みすぎによって、一年〜二年が経つと糖尿病、高血圧、アルコール中毒になってしまう。その日、その日の脳疲労ストレスが体の病気をつくり出してくるのである。

働きざかりが体調不良を起こす原因は、他にもある。会社でコンピューターを操っている時間が長い。そこへ加えて、プライベートでもスマートフォン等を操っている。

脳はダブルパンチを浴びる。そして自律神経の乱れが腰や背中に重い荷物を背負わせる。

運動して、汗をかく、体を動かす、テニス練習や、トレーニングジムで汗をかく等しない限り、脳疲労と体とのバランスがとれない。

最初は頑張ってみるが、運動には向いていないと途中でやめてしまう人が多い。頭の中ではわかっているが、体がついていかない。

私の友達は、高学歴で立派な肩書きをもつ職業についているが、不器用《ぶきよう》で釘一本打つにも苦労する。見ていられない一面がある。

しかし、専門分野では溜め息が出るほどすごい発表をする。友達の姿を見て人間は、面白い所がいっぱいあるから飽《あ》きることなく、おつき合いできるのだと思った。

悲しいことに、機械文化が一段と進むにつれて、友達が少なくなったり、人と人とがつき合うのが下手になっている気がしてならない。

誰にも何もいわず、独りでゆっくりしたい。一杯ビールを飲んでくつろぐつもりが、一杯が二杯になって、深酒になっていくところに糖尿病、高血圧になる原因がある。

わずらわしさを避け、独りで食べて、飲んで寝る。そして、ＩＴ機器に向かって仕事をする。会話する人のいない独り暮らしは、そのうちにどこへ向かって歩いているか目標を見失う怖さが潜んでいる。

二〇二〇年の現在、引きこもりの人たちが増え続け、約六〇万人ともいわれている。

人工頭脳開発が進む中で、メンタルケアーが重要視される時代がきていることを感じる。

★テクノストレスは人を凶暴にさせる

機器類を長時間使用すると、日々ストレスが溜まり、人は怒りっぽくなる。
個々のストレス袋は大、中、小がある。

小ストレス袋……小さなストレス袋の持ち主は日々愚痴を言ってストレスガスを抜く。

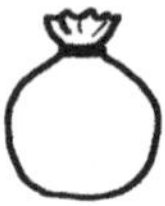

中ストレス袋……中ぐらいのストレス袋の持ち主は、愚痴と共に物に当たってしまう。物を投げたり、道に落ちている空き缶を蹴ったりしてしまう。人の悪口を言ってストレスガスを抜くこともある。

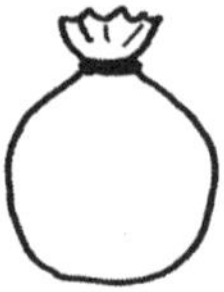

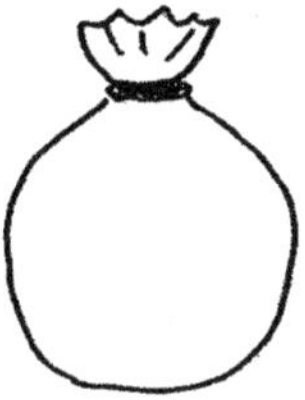

大ストレス袋……大きなストレス袋の持ち主は、日頃溜まったストレスを我慢する。「妻、子供」の手前、常識的人間でありたい。理性で抑える。「ラクダの背中にワラ一本」と言う言葉を思い出してほしい。ラクダは重い荷物を背中に乗せられる。だまって耐えながら砂漠を歩く。そこへ風に乗って、一本のワラが飛んできた。とたんにラクダの背中は砕けてしまう。大きなストレスが溜まりに溜まった時の、怖ろしい結末である。

ストレス袋に「我慢を溜めに溜め、不満度が上がる」そこにたった一言!!
妻に「今日ぐらい早く帰って来て」
上司に「君、仕事が遅いんだヨ!!」と怒鳴られる。
限界までふくらんだストレス袋の結びヒモが弾けて切れる。
ストレス袋に溜まったガスがとんでもない威力を見せる。
理性や常識を吹き飛ばして、殴《なぐ》る、蹴《け》るの暴力の末に人を殺す出来事になる。

ストレスガスの暴発は、警察官二人でも抑え切れないことがある。

人がストレスを溜めに溜めることで、無差別殺人的な暴力に発展してしまう恐れがある。

人が狂う瞬間は珍しいことではない。

自転車に乗って、片手に持ったスマートフォンの画面を覗きながら、時折り顔を上げて前方を見ている。

そんな人から「ドスン、ガシャン」とぶつかって来られても不思議でない時代に入っている。

子供を持つ親の皆様へお願いしたいことがある。

駅や商店街の街角で「肩がぶつかった」「痛いじゃないか！」と喧嘩が始まる。

好奇心が強い子供は見に行ったりする。

「肩がぶつかった」ぐらいで大喧嘩になる。日頃のストレスを溜めに溜めて起こっている喧嘩は、見ている人に「何見ているんだ！」と喧嘩の矛先が変わってしまうことがある。

駅の通路で、他人が持っているカバンが足に当たった。相手は片手にスマートフォンを持って見ながら歩いていた。足がカバンに当たった人が「こんな所でそんなものを見ているんじゃな〜い！」と怒鳴り始めた。駅員さんが改札から飛び出て来た。喧嘩の間に入ったとたん、駅員さんは投げられた。

子供は好奇心が強いから、見に行って怪我をすることもある。家族で食卓を囲む時に、親は身を守る注意をするような家族教育に力を入れてほしいとお願いしたい。

人が片手にスマートフォンを握っている。でも自分自身は前を向いて歩く努力をしよう。

次の注意点を家族で教えてほしいと思う。

●子供の頃からスマートフォン、インターネット等を使って指先一本で「物を買う」ことができてしまう。

●指先一本で「検索する、答えがすぐ出る」。

●そんな便利な世界に浸《ひた》ってしまう。

●そこで「想像力の欠落」が出てしまう。将来に対して「夢を膨らます」ことが欠落してしまう。

物がないと、なんとかして手に入れたいと考える。

頭を使うことが自然にできる。

不便は、人を育てる時に大切なことである。

戦争で物がなくて、腹いっぱい食べられなかった。

腹を満たすために遠くまで米、芋を手に入れに遠くまで行った。

その惨《みじ》めな時間の中で、日本人魂《だましい》が育ち、経済発展国までのし上がった。

「不便は人を育てる」

そんな会話の多い家庭環境を作ってほしい。

子供が育つのは早く、自分が高齢者になるのも「あっ」という間である。

親が高齢者になった時、優しい子供さんと暮らすためには、機器類に長時間接することを控えていただきたい。

そして親自身も健康被害を出さないために、長時間のパソコン、インターネット、スマートフォンの使用を控えていただきたい!!

★悩まなくてもいい対人関係で悩み、寝付けなくなり、うつに

対人関係がうまくいかなくて、悩んで退職する人も多い。

退職しても再び対人関係でつまずく。退職をした意味がない。

くり返しているうちに八〇％の人が引きこもりになってしまう傾向がある。

そこで貧困生活になり、もっと困る。

人間関係に強くなることで、多くの問題が解決される。
人をもっと知ることから始めよう。

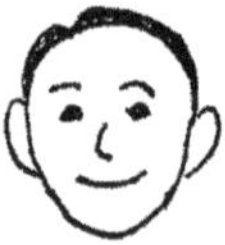

〈Ａタイプ〉
常識がある人。相手が常識のある人には敬語を使い、相手から教えてもらう心がまえを持とう。相手に気持ちが伝わる。

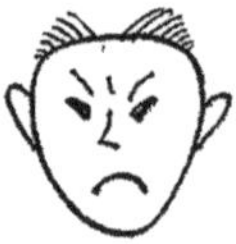

〈Ｂタイプ〉
自分が自分がと前に出る人。身勝手なタイプ、嫌いな人ほどていねいな挨拶をする努力をしよう。

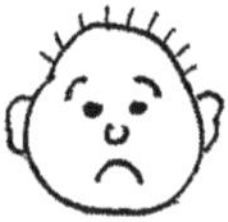

〈Ｃタイプ〉
人のことは全く興味がない。マイペースな人。心に問題があるので、そっとしてあげよう。

人の数だけタイプがある。あえてＡ、Ｂ、Ｃのタイプに区分けして話をしてみよう。

(1)　人と顔を合わせた瞬間に挨拶をしよう。
その瞬間、三秒～五秒で相手がどんな人か頭の中で区分けしてほしい。
例えば、Ｂタイプの身勝手なタイプなら「嫌だ」と思ってしまうはずだ。
この人とは挨拶だけのつき合いにしよう、と決めればトラブルは起こりにくい。
まずひとつ、人間関係のトラブルがなくなることで強くなれる。

(2)　人との交流会場に身を置くことになる。
「パーティー、食事、会議」では、相手に気を使ってあげよう。相手の話を興味深く聴く仕草をする。

「聴き上手」になろう。

(3) 自分が話す番、要するに自己紹介になった時は、長く話せるか、短くすべきなのかの判断を身につけよう。

パーティー、食事、会議を通して、時々顔を合わせる飲み会に誘われるようになったとしよう。

酒の席では、「家族がいるの?」とか「子供が何人いるの?」等、相手のプライバシーに話をもっていくことは避けよう。嫌な人ほど、人のプライバシーを聞いてくる。

自分が嫌なことは、相手に対しても聞かない人間になろう。

ここで、対人関係のステップアップになる。

(4) 会社内でどうしても自分に話が振られてきたら逃げ場を失う。その時、慌《あわ》てる、焦《あせ》る様子を見せると、自分の弱点を見つけられ、からかわれるイジメに発展したりする。

そこで慌てず、焦らず、ゆっくりと自分の失敗体験を話してみて下さい。はじめは小さめの声でゆっくり話す。
声をだんだん中ぐらいにあげる。さらに強く声を出していくことで一流の話ができる。

ここで、対人関係のステップアップになる。

Ａタイプのような優しい人もいるが、Ｂタイプのようないいかげんな人もいる。全く話に乗ってこないＣタイプのような人もいる。

人は人の失敗と不幸な出来事に耳を傾け、笑ってくれる。笑ってくれることで、普段のストレスのガス抜きが行われる。

ここで、好感度がアップされる。

人間関係の弱さから脱皮できる自信につながり、人間関係の弱さから卒業できる。

僕は車好きで、へそくりを数年貯めて好きな車を購入した。

鼻歌を唄いながらハンドルを毎日握る。

テンションは上がったままで、天才バカボンをやっていた。

新車は四カ月目に入った。ところが高速道路で焦げ臭い悪臭がした。

まさか！　と思ったとたん自分の車が！　二秒、三秒で火を吹いた。

「嘘でしょう!!」車を降りて、車の会社に電話。

僕は死ぬ寸前に車を降りることができた。


数日して代車が届いた。そして間もなく修理が済んだ元の車が戻ってきた。

以前とは違い鼻歌など出ない。本当に修理した車は大丈夫なのか？　と思いつつ、ハンドルを握るが恐怖感で気持ちは一杯だ。

ところが、再び車が火を吹いた。

今度は高速道路ではなかったので慌てることなく、車を止められた。

僕の怒りは車の会社に向けて沸騰《ふっとう》した。通り過ぎていく車の人が僕の車を見て声を上げて笑っていたのだ。

これこそが「人は人の不幸が楽しいんだ‼」

と、身をもって体験した。

人の失敗話は、なぜか気持ちを和ませる効果がある。

テクノストレス時代は、機器そしてまた機器に取り囲まれて仕事をしている。

日々、対人関係に弱くなってしまうのも、無理もない。

人とまともにゆっくり会話をすることが少なくなっている。

人間関係に弱くなるのも無理ないのかもしれない。

毎日、画面で検索しているうちにＡＩも進化してくる。

検索してボタンを押した。機器が「君には答えを教えたくない」と文字盤が出たらどうする‼　そんな未来もそこまで来ている。

僕の車は突然火を吹いた。それも二度も。
その時から機械や機器に頼ることを少しやめた。
車を止めても、ロックを再確認するようになった。

対人関係で悩む時は、あなたの表現方法を少し変えてみると良い!!

現代は悩まなくてもいい対人関係で悩み、寝付けなくなり、うつ気分から、本当にうつ病に入っていき、自殺する人もいる。

テクノストレスから来るうつ病は、誰にも何も告げないで、突然自殺になる傾向にある。
それほど脳疲労は重大な問題なのである。

★自殺につながる怖さ

近年、若者の自殺が急激に増えている。二〇二〇年は少し自殺者は減ってきているが、まだ多い。

かつては中学、高校、大学と受験が待ち受けていた。若者達は、家↓学校↓塾↓家庭教師↓食事して風呂↓寝る、といった生活が多かった。

人と接して、同じ年頃の人と話して、笑って、走って、息を切らしてまた笑うといった青春を過ごしてきている。

身長が伸び大人の体つきになっていく頃、心を成長させなくてはならない。心の成長をさせる所に、スマートフォン、パソコン、インターネット等が入りこんできてしまった。青春期は、体験して恥《はじ》をかいて失敗して心と体が成長する時期なのに、現代は、恥をかいたり、失敗しないため、わからないことはスマートフォン、パソコンを使って検索する方法が一般的となっている。人とどうつき合ってよいかわからない。感情面での悩みを抱える人が増えている。大学を卒業して一流企業に就職を決めることができたが、同僚や上司とのつき合い方がわからない。

人間関係で悩んでしまう。自分がうつ病にかかっていることを知らないで亡くなる、若者の自殺が増えている。

それに加えて、就職した会社をやめてしまい再就職できずに生活苦がのしかかって借りたお金を払うことに毎月追われる。

月末がくるたび悩む。改善されない借金でうつ病を発生させてしまう。

本人は高学歴なので、すぐ再就職できると考えている。しかし、就職が決まらず、あっという間に月末がくる。

月末前から月末まで眠れなくなるうつ病を発生させる。

本人は、「自分は精神の病にはならない」と思いこんでいる。自分がうつ病にかかっていることを知らないで亡くなってしまう。

若者の自殺には、高学歴の看板が邪魔をしている。両親も子供がまさか、うつ病の落とし穴にはまっていると考えていないので、病院へ連れていかない。

相手を選ぶことなくやってくる訪問者が、老いと病気である。

約三〇年前までは、ＩＴ系機器類が今ほど進化していなかった。ケイタイ電話ではなくポケットベルの時代は、人と人とが自然につき合っていた。

借金がある若者もたくましく生きていた。近所のオジサンに、頼んで仕事を見つけてもらっていた。そして学校の友達に頼んでいた。

友達に「あそこの店がアルバイト募集の紙をはっていたよ」と教えてもらってすぐに働いた。人間関係が希薄になると、何でもお金で、自分で解決しようとして心の負担が大きくなる。

そこでうつ病を発生させやすくなる。

★挨拶は、自然に人とかかわり、人間関係の扉を開けるきっかけ

スマートフォン、インターネット、ケイタイ等を使う前に「今から使わせてもらいますよ」と誰も挨拶はしない。

いきなり使いだす機器類は、不機嫌な顔ひとつ見せずに使いたいだけ使わせてくれる。

毎日機器だけに慣れてしまうことによって、相手の気持ちをくみとる、駆《か》け引きができない戸惑いが生まれるようになる。

戸惑うことに二〜三秒でも、相手側の方からしてみれば「この人、ろくに挨拶もできない変な人」という先入観《せんにゅうかん》を与えてしまう。日頃機器ばかりに頼って生活をしていると自分がなぜ、就職試験で落とされたか、の理由がわからない。悪い所を直すことができないまま、次の試験にチャレンジするが、悪い結果となる。

就職だけではない。友達を作りたくても、なかなか作れなくなる。機器類を検索すると出会いのできるサイトが、いくつもあるでしょうが……。

全く知らない同士であれば、相手をどこまで信じてよいか、わからない戸惑いがある。金銭トラブルから殺人になるケースも多くＴＶニュースで流れる。

友達を作ったり、仕事を見つける上で本来は、人と人と係わり、自分の存在ができ上がっていく。ただ普通のことである。その普通のことができなくなっている。

「おはようございます」「こんにちは、お世話になります」と友達と友達の両親の顔を見て挨拶をする。

挨拶の言葉で、相手が「何か元気がない」と感じたりする。挨拶の言葉で、相手が「ずい分きちんとした家の子だ」と感じたりする。

「おはよう（二秒）、ございます（二秒）」「こんにちは（二秒）、お世話になります（二秒）」この四秒間で相手を感じとるセンサーが人間には組みこまれている。
機器類だけを頼りに毎日過ごすことで、人と接したくない、人と接するのは苦手で面倒くさく思うようになる。

人に組みこまれているセンサーが鈍《にぶ》る。心の中で「苦手だ」「面倒臭《めんどうくさ》い」と思う二〜三秒が、センサーを遅らせてしまう。

センサーの反応が鈍ることによって、相手に「変な人」「変わった人」と受けとられやすくなる。

勉強漬けになると、他のことはどうでも良くなるから「変な人」に見られてしまいやすくなる。

長年、研究をして、やっと研究が仕上がった。いざ世の中で日の目を見る段階で、「変な人」と誤解されてしまい、頑張って頑張って登りつめた先で、くだらないことで人から受け入れられなかったりすることになる。

自分のどこがいけないのか、悩んで、うつ病になってしまう。どんなに機器化が進んでも最終的に結論は、「人が出す」ということを忘れてはならない。

人として、普通にする挨拶には、人と人をつなぐ「入口」と「出口」の両方を兼ね備えた重要な意味が含まれている。

人には、四〇億年ともいわれるウロコの痕が、今も毛穴として残っている。話もしていない相手を見て、嫌いというのは、そんな体についているセンサーが、嫌いと感じさせているのだ！


機器類と毎日長くつき合っていくことによって、普通の何でもない仕草《しぐさ》ができなくなる。表情のない機器達ばかりと接していると「人の眼を見て話す」という何でもない仕草が苦手になる。

「人前であがってしまう」

「何をどう話して良いのかわからなくなる」

いざ、人と会って面接をすると「頭が真っ白になる」「一時的なパニックに襲われる」。一度、このような嫌な体験をしてしまうと、再び人に会うことが怖くなる。そして対人恐怖症が発生しやすくなる。

こうして「心身症」に落ち入ってしまう。

面接でビクビクしている頭の中では、頑張って話さないと先へ進めないと自分の心を説得したり、なだめるが、緊張で喉《のど》が圧迫される。口だけが開いているが、声が小さくかすれてしまう。また、喉の圧迫が強いと声がひっくり返る。

そうした症状が出ることによって、今まで勉強してきた内容が十分相手に伝わらない。高学歴者の弱点が、晴れ舞台を台なしにしてしまうことが起こってしまう。

★いきなり同僚と上司、会社で人とどう接していいかわからない

「勉強さえできれば何とかなる」と親は子供に教えこんできている。だが、晴れ舞台の面接でしくじる。子供は親の言いつけを守ってきたのにと思う。

過保護に育ち、欲しいものを全て与えてもらってきた。子供の頃から、おもちゃ、TVゲーム、ケイタイ、スマートフォン、インターネット、パソコンと、

家には全てそろっている生活である。勉強も機器で検索してきた。毎日機器達と接する時間が長く、自分のペースで勉強して能率を上げてきた。しかし、何度も入社試験を失敗した上で、父親の関係先の会社に何とか入社が決まったが、最初から同僚や上司と話すことに心が重く感じてしまう。彼の中で、面白くない日が続いた。

父親の手前、会社を辞める訳にもいかない。四月に入社して、五月、六月は頑張っていた。

突然、日曜日の夕方から「明日もまた会社かあ～」と思ったとたん、気分障害と頭痛が起こった。早く寝よう。変だなあ～とは思ったが、眠れない。

次の週の日曜日、夕方から元気がなく、食欲もなくなっていった。内科を受診した。胃薬をもらったが、特に異常は見つからなかった。

次の次の週の日曜日も夕方からおかしくなり、全く眠れなくなった。

月曜日、ベッドから出られなくなった。服を着られない症状が出た。

そして、僕のクリニックに本人と母親が来た。

過保護に育ち、機器類での生活時間が長い育ち方をしていて、学童期から大学入学まで塾に通っていて、友達もほとんどいない。

そして、いきなり同僚と上司、人間関係がからみ合う会社に入社。人とどう接して良いのか現場でわからない。人間関係の悩みが、月曜から金曜まで二カ月続いた。

金曜日の夕方から土曜日、日曜日の六時前までは休みだと思って「ルンルンになる」。しかし『サザエさん』が始まる日曜日の六時頃から天気が急にどしゃ降りの雨に変わる。気分が一転して、ふさぎこみ、食欲もなくなる。

「新型うつ病」である。別名「サザエさん症候群」とも言われている。

彼の場合、クリニックに来たから理由がのみこめた。

彼は今、人と遊ぶことが急にはできないこともあり、知り合いの囲碁クラブに入れてもらって、囲碁を始めている。別に、将棋でも良いのだが、彼の状況を説明して、あずけられる所がたまたま囲碁クラブだった訳である。

少しずつ人と接して、人とコミュニケーションを取っていかなくては、気分障害による頭痛は治せない。表面上はたいしたことはなく見える新型うつ病は、学童期から成人になるまでの長い月日で病気になっているのであり、薬を飲んですぐに治る病気ではない。

本人の体調、本人の気分の状態を見ながら、徐々に薬を減らすように考えていく。コントロールが難しい病気のひとつである。

若者達の自殺には、うつ病か新型うつ病すらわからないままに亡くなってしまう人が多い。専門医でも診断が難しいからである。

国の財産である若者達が健康でなくては、明るい未来はこない。若者達を死なせたくない。原因不明の若者達の自殺の多くは、心の病がからんでいるということを知ってもらいたい。

専門医の指導を受けることが一番大切である。対人関係が上手くいかない人は、心に大きな傷がある。または、メンタルの病気で発達障害があったりする。

自己診断は危険であるので、専門医の問診を受けて下さい。

診断を受けている主治医に対して、心を開くことが重要なポイントである。

★今一番の問題「大人のひきこもり」

約三〇年前からTVゲームが家庭にもちこまれた。

親達の共稼ぎが増えた時代だった。子供達はスナック菓子とTVゲームで親の帰宅を待っていた。

そして、母親が家事を手早くこなすためには、子供に騒いでもらいたくない。

そこで、与えたのが手の平にのるゲーム機だった。

親同士が集まりファミリーレストランで昼食をとりたい、子供をおとなしくさせるために与えたのがポケットサイズのゲーム機だった。

そして二〇年が過ぎた今、その頃の子供は対人関係で挫折してしまった。大人のひきこもりが「二四歳から四〇歳くらい」まで幅広く出ている。

今、一番困る問題が頭を覗《のぞ》かせてきている。何が一番困るかと言うと、親達が高齢者になったことである。七二歳から七五歳を中心に親達は、この先どうなるのか心を痛めている。

子供が三〇歳を過ぎて頼りたいが頼れない。子供が引きこもって一〇年から一五年になっている。今までは親の収入で食べてきたが、これから先を思うと眠れなくなる不安を抱えている。

親が退職して一五年が過ぎた。貯めていた預金がなくなり始めている。年金だけで暮らさなければならない。

子供は三〇歳～四〇歳になっていても家から一歩も出ない生活をしている。困り果てて、引きこもりを外に出す専門家に助けを求める事態が起こっている。

専門家が、子供を親と切り離し施設に入れる。社会復帰させる施設学校に入れる。施設学校も数が足りない現実が、今起きている。

親は家から出して社会復帰させたいが、専門家に頼むお金が足りない。施設学校に入れるお金が用意できない事態になっている。

親は高齢になっている。そして親達の多くは病気を抱えていて、医療費が決まって出ていくこともあり身動きできなくなっている。

頼れるはずだった子供に頼れなくなっている高齢者がいる。自分が亡くなった後、子供が独りで生活できない現実に悩んでいる。

★本人も家族も気がつかないで入り込む「依存症」の怖さ

必要な時だけスマートフォン、インターネットの画面を見る。機器との上手なつき合い方である。

しかし、常にスマートフォン、ケイタイを握っていないと気が済まなくなり、スマートフォン依存症になる。

使う年数が長くなるほど、生活の中では欠かせなくなる。知らず知らず依存心を強くする。

依存の姿はない、型もない、痛みもない。透明な悪魔みたいなものである。

ある日、その悪魔が自分の心を占領《せんりょう》する。

テレビで、娘さん（未成年者）が母親を殺したニュースが報道された。

母親が勉強しろと毎日言っていた。娘（未成年者）は勉強しないで起きている間は、スマートフォンかケイタイにかじりついていた。

勉強をしない娘に対して母親がスマートフォンかケイタイを投げ捨てたことで、頭にきた娘は母親に暴力をふるった。母親は亡くなってしまった。

スマートフォン、ケイタイ等に執着《しゅうちゃく》し、何事につけても手放せない依存症におち入ってしまうには訳がある。

自分にとっては、なくてはならない存在である。依存症になっていることすら知らない。母親はまともなことを言って娘を叱っているつもりである。

しかし、依存症になっている娘にとっては、本当になくてはならないものであるから、どんなことをしてでも取りかえしたい。

依存症は、精神病のひとつである。精神科の患者さんがもつエネルギーは健康な人の、三倍、四倍強い。

一瞬にしてエネルギーが働く場面がある。それは、日頃から溜めている不満足感がメタンガスとなって、爆発するときである。

健康な人は、不満足感を解消するすべを心得ている。スポーツをしたり、適当な夫婦げんかや親子げんかをして大声を出している。

心が健康な人はメタンガスを溜めていないから、爆発しない。

しかし依存症は、頭痛や下痢では表面に出ない。だから、本人も家族も気がつかないことが多く、見逃がして病気に入ってしまう。

依存症を放置していると「おや、おかしい」と思うことがあっても、そのままでいる。

電話が鳴った気がした。電話はどこからもかかっていない。

電車の吊り輪を握《にぎ》りしめた手から汗が流れ出している。多汗症《たかんしょう》になり、脇の下、背中が汗でびっしょりになる。

そんなこんな異変があっても痛くない症状だから、「自分は単なる汗かきだ」と自己診断してしまう。

しかし「以前の自分とは違う」と感じた時が、「病院またはメンタルクリニックへの行き時」である。診断を受けるタイミングを失うと大変なことになってしまう。

★精神の病の人の爆発力のすごさ

未成年の娘さんも辛いだろう。お母さんを殺したことを一生苦しむに違いない。こんな心が痛むことが起きないように「精神の病は、幸せを奪《うば》う」ということを強く伝えたい。

「不満度が、強く重なって、爆発力をもつ強さになる」ことを知らせたい。

私が大学病院で勤務医をしていた若かりし頃、夜、「病棟で暴れている患者さんがいる」という通報が入った。

ナース二名、男性スタッフ二名、そして私を入れて五人で押さえにかかった。男性職員二人が軽々と投げ飛ばされた。

これでは、患者さんに注射できる状況ではないと判断した。警察の応援でやっと大人しくさせることができた。

その頃、毎日医師の修業が続く中で、身をもって思った疑問のひとつに、「精神の病の人の力の強さ、爆発力のすごさはどこから出てくるんだろう」ということだった。人が怒ると「カァー」となる。その「カァー」となるエネルギーが体の中に蓄えられていく。ストレスである。

蓄えられたストレスガスが誰かの一言で、または誰かと通行中にぶつかった瞬間に、火がつく。人の力とは思えない威力《いりょく》で爆発を見せる。

大学病院で勤務させていただいていた頃、一度や二度ではなく、日常茶飯事《にちじょうさはんじ》に起こった出来事がある。患者さんが暴れる、鎮静《ちんせい》させにいく。つき飛ばされた私のメガネは空中を回って、壁にぶつかり、ガシャンとひんまがって使いものにならなくなる。時にはメガネの中央にある鼻押さえが鼻の骨にあたって、青アザになってしまう。

メガネを買う時は、常にふたつ買っていた。青アザが少し残る顔で、メガネ店に行った。ドアを開けるなり店の人が、またこわれましたか？　と笑いながら応対してくれた。メガネ店の人には、職業が医師だと伝えていない。店の人は職業を知りたくて、仕方がない様子だった。

店の人は、どんな仕事をすれば、メガネがしょっちゅうこわれるのだろうと気になって仕方ない素振《そぶ》りを見せた。今でも、当時を昨日のように思い出す。

給料をもらって一番にメガネ代を確保した。なつかしい思い出が浮かぶ。当時もうひとつ「仕事の要領が悪いからメガネが壊れるのだろうか？」と落ちこんだ思い出が甦る。

時が過ぎ、場数を踏んで学んだことは、患者さんが、怒っている時の爆発力は、普通の人の三～四倍のエネルギーになる。米俵ひとつぐらい軽々投げる力であるということ。

だから、娘さんが怒って暴れて、母親が打ち所が悪いと亡くなることは不思議ではない。

たかがインターネット、スマートフォン、ケイタイ、ＴＶゲームと思いがちであるが、心の病のひとつである依存症にかかってしまった。それを心の病気とは知らず放置してしまう。

ストレスガスを蓄積させて、殺意がなくてもストレスガスの威力《いりょく》で、人が亡くなったり、重傷を負わせることもあるのだ。

「知らなかった」では済まされない事件に、恐ろしさと悲惨《ひさん》さがあることを心得ておこう。

三章

病気を出す人と出さない人

★一つ治っても次の症状が出る複合症状の怖さ

テクノストレス症候群によって心を閉ざした病気は、根が深く、放置することによって複合症状が出てしまう。

一つ治っても、次の症状が出る。いつも、どこかが不調であり、気分がすぐれないのがテクノストレス症候群にはある。

一カ所の痛みが、穏やかになっても、次の不調が出る。スッキリする日が少なくなるため、うつ病を引きおこすことがある。

心身症である多汗症や対人恐怖を次から次へと起こしやすくなってしまう。

全部を治すには、環境を変えるしかない。南国にでも行ってのんびりする。「それじゃあ〜、生活できなくなる」ではないか？　家のローンも残っているし、できない。

農業をすると治るかもしれないが、都会暮らしをしていた人が力仕事ができるか不安になる。

突然、環境を変えてしまうことで、環境うつ病を発生させたりする。だとすれば、今の状況で何とか治すしかなくなる。

機器類から発生するブルーライトを浴びる時間を少なくするしか、手だてがないのが、今の現状である。

ブルーライトを睡眠前に浴びることによって、人の体内時計の調整が正しく働かなくなる。体が睡眠をとりたくても、体内時計の乱れによって、脳が休む準備ができなくなってしまう。

そうすると寝つきが悪い。夜、何度も眼が覚《さ》める。そのうち不眠になる可能性が高いので、うつ病になる人も出てくる。

★体内時計の狂いが心を狂わせる

人も、他の動物も、樹木も、生命体をもつものには、全て生物時計が存在する。

朝から太陽の光を浴びる樹木。そして鳥は元気に成長する。日没《にちぼつ》から樹木も鳥も眠りにつく。自然界で「目を覚ます。そして眠りに着く」という正しいリズムができている樹木や鳥は、花をつけ実をつける。次の世代を生み出していく。

太陽が少ししか当たらない所の樹木には花は咲かない。生物時計が乱れ、花が咲かない。実をつけられない病気の樹になる。

人間も、体内時計をもっている。朝から深夜までスマートフォンや機器類を使いすぎると自然界の一部であるブルーライト光線によって、いつも昼の状態が脳に伝わり、脳疲労を起こして、脳が興奮状態になり寝つけなくなる。

深夜が近づいても、スマートフォンを電車でいじっている人を見かけるが、帰宅しても脳が昼間の状態で興奮して寝つけなくなるだろう。

ＩＴ機器類を長く使い続けることによって、人の体内時計が狂う。そして耳鳴り、肩痛、腰痛や気分障害を出しやすくなる。

一般家庭に入りこんだ機器の進化は、まだ約三〇年余りであるが、現実に体に異変が起こってきているのは確かなのである。

これから先、どんな複合症状を出してくるのか医師として不安になってしまう。完全に治せる病気なら、そんなにも心配にはならない。


敏感な人に出る季節うつ病がある。季節の変わり目に不調を訴える病気である。

通院しても、自然界が相手なので、すぐに治ることは難しい。人によっては、春と秋とに不調になることがある。

食事でも甘いもの、菓子パン、ラーメン等を特に好み、スナック菓子で生活することによって、不調を出しやすい。

「炭水化物」だけを好んで食べる人に出やすい、と言われている。日照時間のずれと栄養バランスの片寄りによって出るとも言われている。

ブルーライト光線も、自然界の一部とされているだけに、一度不調になると、なかなか治りにくい点が同じである。

★「面倒くさくて結婚しない！」

若者達には恋人がいて、結婚して幸せな家庭を作る夢があって当然なのに、ここ一〇年は、結婚は「できればする」ぐらいにかまえている人が多い。

三〇年前の若者達は、ほとんどが好きな人を見つけて、幸せな結婚をすると言い切ったように思う。

若者達の恋愛も変わったのだろうか、疑問に思う点がいくつかある。

機械化が生活に入りこんだことで、国内だけでなく、外国製品もインターネットでとり寄せられる。便利な時代である。便利さに慣れてしまうと、「異性の御機嫌《ごきげん》をうかがうなどということが面倒くさくて結婚しない」と語る人が出ている。好きな時に、好きなタイプの異性とデートする。相手が独りではないのも珍しくない今日この頃である。まるで機器を扱う感覚である。結婚すると、気ままな暮らしはできなくなる。だから結婚が先伸ばしになってきている。婚期の遅れは経済的理由だけではなさそうだ。

便利な世の中になり、世界中が手の届く場所になっている。明日、外国へ行こうとすればすぐ行かれる。ホテルの予約もできる。しかし結婚だけは、いくら便利な世の中になっても、相手次第で決まる。相手の心が思い通りにならなくて、ストーカーや暴力をふるうドメスティックバイオレンス等で相手を追いつめて傷つけて、犯罪にまで発展してしまう時代に入っている。

元を正すと、世の中の便利さが忍耐力のない人間を生み出してきているのかもしれない。

自分の方から謝《あやま》ったり、あきらめたりすることで、事件にならないで終わるところが、忍耐が削《そ》ぎとられ、切れてしまう。今、感情が凶器化《きょうきか》して相手を傷つけ、殺してしまうということが起こっている。

★「私に限ってそんなことはない」の時代は終わった

便利さで、時間をもてあます。そして退屈しのぎですることに、ろくなことはない。

もっと面白いことはないかと、凡人にも味わえることを検索する。意味のわからない「脱法ハーブ」などをインターネットで取り寄せる。軽い気持ちで使用してみた。他人をひき殺すことになった。

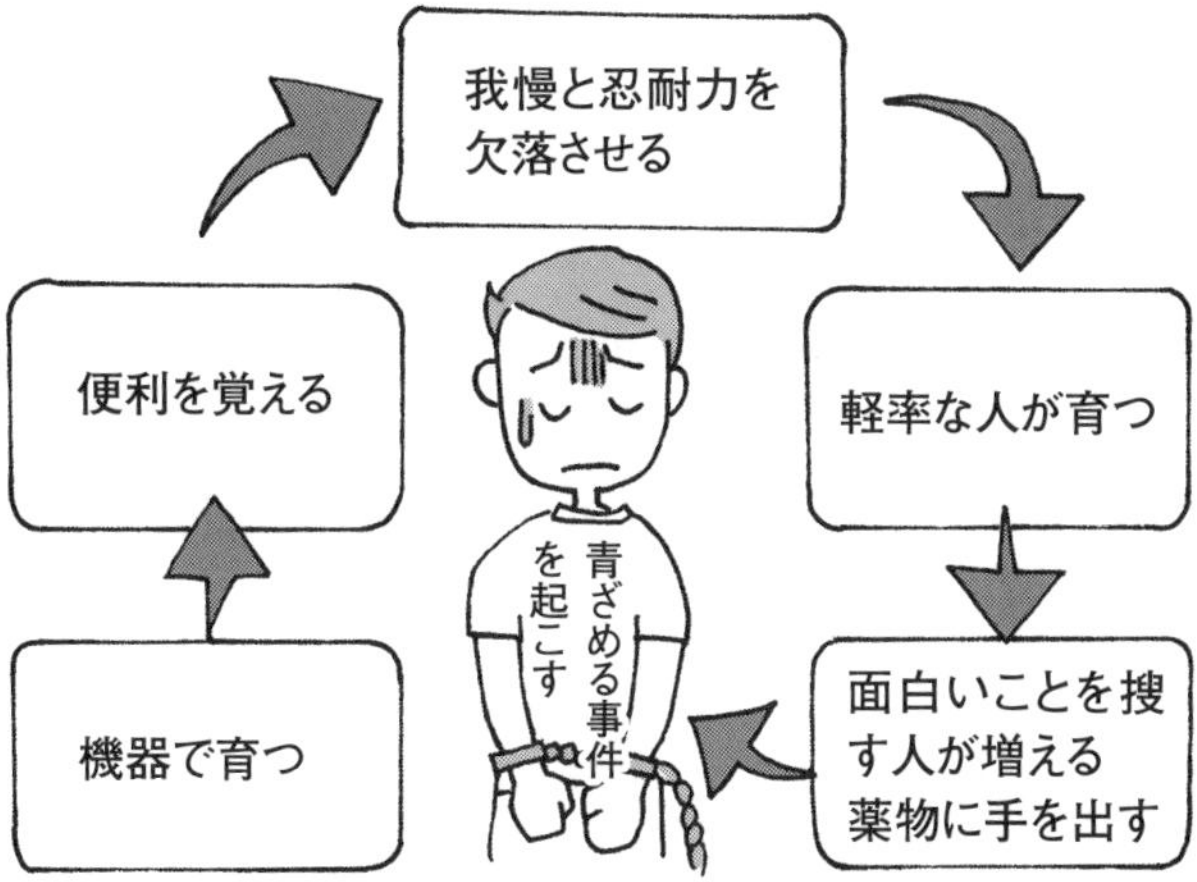

「うちの子に限って」の時代は終わった

薬物が切れて、謝っても済まない現実に青ざめる。

便利、便利が進んだことで、人は欲しいものが簡単に手に入るようになってきている。便利、便利と平行して、相手の迷惑など考えない軽率な人間が育つようになる。

「私に限って、薬物に手を出さない」とわかっているが、もっと過激《かげき》な面白いものを求めるうちに、エスカレートしてしまう。

「私に限って、そんなことはない」という時代は終わっている。人の欲はつきることがない。それが人間である。

★不便な時代にあった想像と夢

日本人の弱点は、たとえばケイタイ電話が流行すると多くの人達が脇目もふらず、その流行に乗ってしまう。今は、スマートフォンの時代で、多くの人がその流行に乗っている。

まさか、機器類で病気が発生するなど想像もしていない。そういう誤算《ごさん》が起こっている。

人が優しい心をもって生きていた時代は不便だった。

戦争が終わって、すぐは食料不足も当然で、子供は皆、お腹をすかしていた。テレビもスマートフォンもない。駄菓子屋さんもない。砂糖がない、小麦粉もない、菓子なんてあるわけない。あるのはジャージャージャーと鳴る騒音だらけのラジオだけ。

だが、子供達は学校の裏山に登って食べられそうな木の実を口にした。食べられない苦い、渋い実を口に入れては、カニの顔みたいにシワを寄せて吐き出す。また次の実を口にした。食べられる木苺を見つけた。皆を呼んで、笑いながら食べた。今想えば、一口にもならない量なのに、すごく食べた気分で、腹一杯だった記憶がある。皆と食べた楽しさが、お腹一杯にさせたと思う。

不便だけどイジメなどなかった。

勉強できる子も、できない子も、鼻から口にかけて真黒にすすけていた。ティッシュ等ない。服の袖口で垂《た》れてくる鼻水をふく。皆すすけた顔になってしまう。

今にして思えば、不便なひもじい生活だったが、遊びがたくさんあった。竹とんぼを飛ばしたり、竹馬を作ってもらって順番に乗ったりした。

バスで出かけようとするが、バスは一時間も来ない。もっとだったかもしれない。そんな交通機関でも、不便とは思わなかった。

「日曜日にお出かけして、デパートへ行ける」と思うだけで、待っている間中、頭の中はデパートの乗りものや食堂のことで一杯だった。そういう記憶がある。待つということは無駄で空っぽと思いがちであるが、人によっては、想像があふれかえることは未来の才能を開花させる道しるべであったりする。想像こそが、夢の始まりであり、目標が固まる時間でもある。

★過密スケジュールが生む空白のエアーポケットの危険

便利、便利の時代は、想像することもなくスマホで注文すれば二五分間で希望した物が届けられる時代へと突入してきている。

物が届くまで、仕事をする、家庭の掃除をする。

全く想像する空白時間はない主婦に限らず学生さんも、働く大人達も、日常生活を合理的にすることだけを考えている。

すると、予定が次から次へと入れられる。風景、季節を観賞する余裕がなく

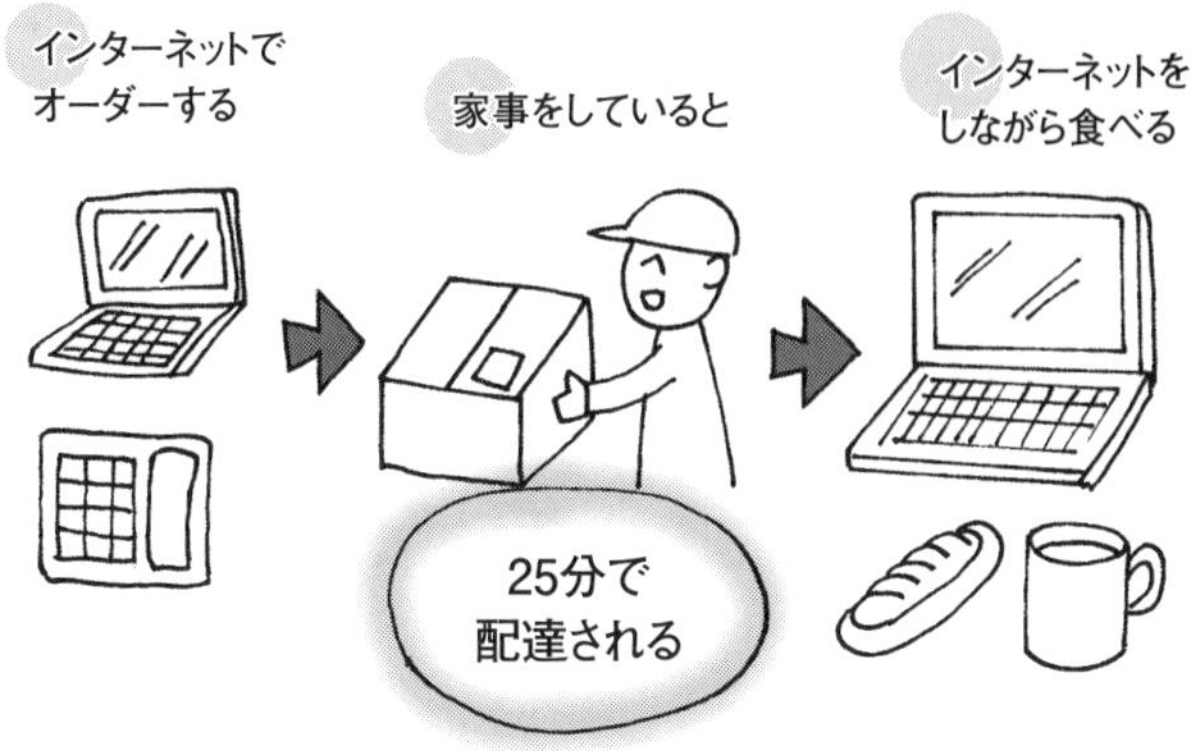

なる。体内時計の時差ボケがおきやすくなる。

悪条件の環境を自ら作り出している。

機器類から発生するブルーライトによる害と時差ボケが起きる。

過密スケジュールのたて方と重なりあって、体の弱い所にテクノストレス症候群によるうつ病と心身症を出すことになる。

現在のテクノストレス症候群と未来に向けて人工頭脳の製品が家庭と仕事場に入ることになる。テクノストレス症候群の重症化が複合症状で出る。

便利、便利の生活は過密スケジュール

になってしまう。

例えば、日本からニューヨークに約一二時間で行けてしまう。いざアメリカに着いて、時差ボケで眠れない人もいる。いざアメリカに着いて、何かしようとする。「あれ〜、何をするんだっけ？」と一瞬わからなくなる。あっ、そうだ、そうだと現実にかえる。

ほら穴に一秒〜二秒入る空白のエアーポケットが登場する。

空白のエアーポケットに入り「あれ、どうかしちゃったかなあ〜」と思う。

便利さが、人の生活を過密スケジュールにさせてしまう。そのことで、「あれ、どうかしちゃったかなあ」とオフィスの中で、立ち上がった途端に「なにするんだったっけ」と空白のエアーポケットに入る症状が起こる。

過密スケジュールとブルーライト光線の浴びすぎによって、謎のエアーポケットを作る一回一回が脳に激しいダメージを与える。

謎のエアーポケットができることで、脳の機能が果たせなくなる。それが、何カ所もできてしまうと若年性認知症を発症することも否定できない。認知症は、数カ所、空白の面が集まって、脳が機能を果たせなくなる病気である。

謎のエアーポケットに入る状況がたびたび起こるときは、専門医の所で検査を受けて下さい。

スマートフォン、機器類を長時間使用することによって、若い人の老眼が一〇年～一五年早く出ている。

眼に異変が出始めていることは、脳にも異変が起こっていても不思議ではない。

★テクノストレス症候群にならない方法

先程戦後の子供達が遊ぶ様子を話したように、機器類がなくても楽しく遊んでいた。そこを、思い出して、今の生活に取り入れてほしいと思っている。

家庭で「パンケーキ、お好み焼き」等を作る。子供と夫と妻と犬、老夫婦が楽しむゆっくりと流れる時間をもつことが、テクノストレス症候群を出さないようにする第一歩である。

美味しいものを写真に写して相手に送ることがはやっている。そんなことばかりしているから、家庭でステーキやケーキを作らないとオシャレではないと勘違いしてしまうようになってきている。

オシャレである必要はない。人と人とが集まって、ギョウザ作りをして、焼いて食べれば良いのである。

「ギョウザに何を入れようか?」これで話題は尽きることなく、全員が口を開ける。「スマホやパソコンやゲームを触っていなくても、楽しいことがある」と体に教える作業こそが、テクノストレスからくる病気を防げる方法である。

「ギョウザ作り」を提案した理由は、メニューがたくさんできることである。

海鮮ギョウザ「海老、帆立貝、魚のすり身」

野菜ギョウザ「キャベツ、ニラ、シイタケ」

肉ギョウザ「ぶた肉、鳥と山芋すりおろし、牛肉とごぼう」

お互いに思いつくアイデアが尽きることなく、組み合わせることができる料理である。その時に合わせて、経費も安いものと高いものを決めていかれる。話すきっかけができる。

家庭でしても、友達が集まってしても、全く知らない同士でもできる作業である。

テクノストレス症候群の病気を出す人は、長く室内に閉じこもることによって、人と接することが苦手になる傾向がある。

次に、しゃべらない傾向がある人は、脳ストレスが溜まる一方である。

大きな口を開いて笑う、しゃべることで脳は良い刺激を受けて活性化される。

それが証拠に、大笑いして、腹を押さえて笑いを止めようとするが、笑いが止まらない時に、涙が出てくる。いったい何がそんなにおかしいのかわからない。

笑いが止まらなくなると、勢いがついて、ますます止まらなくなる。そして頭の中が空っぽになる。活性化された脳は、今までグズグズ悩んでいたことがどうでも良くなる。自分の悩みが嘘のように消える効果がある。

思春期の女学生は、「箸《はし》が転んでもおかしい」というが、何を見ても笑い転げる時期がある。それを過ぎると娘らしくおとなしい大人の女性へと成長する。思春期の女学生が、笑い転げない場合は、反抗的になり、親に徹底的に逆らうようになったりする。家族が大笑いできる環境を作ってほしいと思う。

人は笑い転げた後に脳が活性化される。

話の聞き上手になれる、聞き上手になることで、人間関係がひろがってくる。ギョウザ作りのサークルによって、他人とのコミュニケーションが取れるようになる。題材はギョウザサークルであるが、大笑いできて味覚も確かになっていく。他人の話で教わることがある。

大学の友達が夜中に腹が減ったので、コンビニ弁当を買いに行った。高速道路下の片隅で寝ている男性（五、六〇代）がいた。冬で寒そうだった。

友達は、何を思ったか、サンドイッチとかつ丼と自分が欲しい弁当を買って、帰り道にそっとかつ丼とサンドイッチを男性の寝ている横に置いた。少し歩いた所で「こんなもの食えるか！」と大声で叫《さけ》ばれた。

怖いと思った。走って逃げ帰った。

時は流れ、お互いに社会人になったある日、ビールを飲みに行った。

彼が学生の頃にあった出来事をまだ思っていた。「オレ、何か悪いことをしたのか」と話を切り出してきた。皆は何のことかわからない。黙りこんでしまった。

その中のひとりが、「あの弁当のことか？」と言った。友達はそうだとうなずいた。

「高速道路の下で寝ている人達は、新しいものは口にしないそうだ。イタズラで毒を入れたりするかもしれないので、新しいものは食べないんだよ」。友達と私は大学時代、世間知らずだったのだと思った。

人には、上には上がいて、なんでも知っているんだと感心した。その頃から、どんな話にも耳を傾けるようになった。

人が話す雑談こそ将来の明かりに思えた。無色透明で流れゆく時の音すらしない未来に通じる道には、人が話す雑談に、役立つヒントがある。

だから皆とビールを飲んでいるのだろう。たしかに、人の雑談に興味が全くなかった頃は、柔軟な心を持ち合わせていなかった気がする。

今なら「そういうこともある」とやわらかに受け止められる。人は人のなかで育っていくことを知った。

★機器類と接していなくても面白いと感じるものをもっているか

ケイタイ電話、スマートフォン、他の機器類と接していなくても、面白いと感じるものをもっているか、いないかの差が病気になるか、ならないか、の差である。

（1）大声で笑えることを作る。独り暮らしをしながら落語を楽しんで、大笑いする。家族が多ければギョウザ作りをする。
（2）ゆったりした時間をもつ。ペットの散歩、読書、絵を描く。
（3）家族または友達と外へ出かける。変わりつつある街並みを見る。懐かしい建物を見る。昔の記憶が甦る。懐かしい物に触れる。その頃の生活や、そこに集まった人の顔が浮かびあがってくる。

●懐かしい時間に入り込むことで脳は活性化される。
●懐かしい時間は、若がえりの薬でもある。
●家族で古いアルバムを広げられるようにリビングテーブルに置くことで、話題は尽きない。

四季の料理、お正月、五月の節句、八月のお盆、秋祭り、そして四季の中に家族の誕生日を入れることで、八通り～一〇通りの家のしきたりが決まってくる。

家族の絆《きずな》が深まる。

今、しきたりを重んじる人達が少なくなっている。独りでテレビを観て、独りで食事をして、片手にスマートフォンを持って、面白そうなことを検索する日常からしてみれば、「しきたりなんて」という感じになってきている。

この子が悪いのではない。この子の親達が家のしきたり、伝統を教えていない。家族が集まって面白いことをしていない。辛い想い出ばかりが多い子供に育っている。

だから、子供達は独りでテレビを観て、独りで食事をしたがる。唯一の友達であり楽しみなスマートフォン、ケイタイ電話だったりするような環境を作ってしまっている現在がある。

子供に機器類を長時間触らせない親になろう！

対人関係がうまくいかない人へ料理教室、魚つりはおすすめ

対人関係がうまくいかない悩みを抱えている人が、何とかコミュニケーションを上手にとれるようになりたいという場合には趣味の分野を二つ、三つもつことをすすめたい。

最初から過激なことは始めないのがコツである。例えば車のレース、オートバイに乗る、サーフィン等、はじめに挫折を経験しないことが大切。

時間がゆっくり流れる料理教室、これは他の人と話をしたり、意見を聞いたり、調理で火かげんをみたり、料理を味わったり、味覚から自然に他人と話すことのできる空間であり、人に慣れていく環境である。

そして一回一回、料理を勉強していくことで、自信をつけていく。

人は、得意なことに対しては、スイッチが入り、どこまでもしゃべりが止まらない。同じ趣味をもつ人と話せるようになることが、友達ができる入口に立てる。

また、魚つりのサークル教室に入るのも良い。

「魚が餌《えさ》に食いつかない」とか、「引き潮だから貝を掘ることができる」とか教えてもらうことができる。

魚がつれなくても魚つりの話で、いっぱいにつれた気分になれる。

日常とは異なる広い海、潮風に当たり心が洗われて元気になれる。

時間がゆっくり流れる料理教室は、機器からは得られない「味覚、聴覚、視覚、触覚、嗅覚」この五感が必要とされる世界である。

特に料理の火かげん、味かげんは、五感にはない第六感を要する。

そして魚つりも、糸が張ってきた、第六感で「今だ！」と感じる時、糸を強く引かなければ、魚はつれない。

人が人によって傷ついた心の病は、ゆったりした時間の中で、癒すことで、かなり改善される。

四章

子供の心が病んでいる

★中・高校生が自分でクリニックに来る時代

多くの家庭のママ達は「うちの子に限って、そんなことはない」と思うでしょう。「うちの子に限って」の時代は終わってしまった。

子供達は、塾に行く間、親の帰宅を待つ間に、ケイタイ電話、スマートフォン、TVゲームを与えてもらっている時代である。ブルーライト光線を浴びる時間が多くなっている。

中学、高校、大学へ進むこの長い期間、ブルーライト光線を浴びていたために、社会人になった途端テクノストレス症候群が症状を出してくる若者がふえている。

ひと昔、三〇年前はケイタイ電話が高額だった。その頃はテクノストレス症候群はまだ出ていなかった。

電話をするとなると、まず一〇〇円玉を公衆電話機に入れる。地方などにかければ街の電話機では短時間しかしゃべれない。当時、出始めたケイタイ電話は料金が高く、充電しても少しで切れてしまっていた。なにしろ、鉄の固まりを持って歩いているような重さのケイタイ電話で、ごく一部の人しか持てなかった。

それがある日を境《さかい》に、一般に普及しだした。二五年ぐらい前だったでしょうか。ポケットベルから、ケイタイ電話が一般人でも買える時代に入っていった。

二九年前、僕は大学病院で勤務医をしていた。精神科を受診する患者さんは、本当に重症が多かった。一般の人の認識として、精神科の患者さんは変な眼で見られがちだったので、精神科にはなかなか足が向かなかった。

しかし二〇年間で世の中は変わった。特に、一五年前からは、驚くことが起こってきた。

開業医となってしばらくすると、中学、高校生の生徒さんが、患者さんとして訪れるようになった。

そして、時は流れ、ここ二〜三年は普通に学校帰りのカバンをさげたまま、中学生が独りで受診する時代になっている（二〇一九年）。

親の離婚で転校してきた。学校に行きたくない。親に話せば心配をかけるから「どうして良いかわからない」と泣き出す若い若い患者さんだった。

親に連れられてくるのは理解できるが、独りで考えて行動する中学生一五歳のレベルになってきていることに驚きと怖さを感じてしまう。なぜ、そうなっているのかが問題である。

誰とも話さない、誰とも笑って大声をあげて走り回らなくなっている。人と接することが大の苦手になってきている。そういう子供達が多い。頭の中で考えて、指先でボタンを押して、画面に出てくる画像が一番の友達になってきている。

親にも相談しないで、自分で全てを決める。ここが大きな問題となっている。小学校高学年、中学生の自殺の多くは、誰とも話をしない。そこに原因がある。

孤独の心を満たすのは、体温のある動物を抱きしめること。そして親である。そのことで心の安定がはかれる。将来を夢見るには、心の安らぎが必要である。親が朝から夜遅くまで働かないと生活ができない時代だから、子供達も我慢することに慣れている。

急に話をしようとしても、「どこから、何を話していいのかわからない」我慢し続けると、話せない状況が生まれてしまっているのだ。

★低学年の自殺

低学年の生徒の自殺が一〇年ほど前から年々増加している。

「うちの子供に限って、そんなことはない」と思っている家庭に起こっている。おこづかいも渡している。塾にも行かせてあげているのに、なぜ死んでしまったの……と泣かれても生き返ってはくれない。

● 子供は親に甘えたい。

● 親と一緒にいたい。
● 親と会話して笑って泣いて感情を出したい。

このことは毎日の一五分の手伝いの中で補うことができる。

心のバランスを取れなくなった子供は、生きていても仕方がないと思う。

「僕なんか、私なんか、いなければ親は苦労しないよ！」と思う。

突然自殺するという、低学年の生徒の直接行動がある。

大人が思うほど、子供は鈍感ではない。親のすることをよく見ていて、大人顔負けでわかっているのが子供のすごさである。

親は、毎日どんなことを手伝ってもらおうか、考えてみよう。親も子供も両者が自然に成長できるのです。

★毎日の「母の手伝い」の一五分で子供の自殺と心の病は防げる

母の手伝いを一五分間一緒にする。

小学生でもカレーを作る時の野菜を洗うことはできる。

小学生でも風呂の掃除はできる。

母親、また父親と買物に行く荷物を持つ。

毎日の一五分の手伝いを続けることは、社会の勉強にもなる。

一番の目的は、毎日手伝うことで、昨日の続きの話が今日につながっていくということである。

親にとっても、子供が何をしたか、何を考えているか、状況がわかるようになる。

問題を起こした後、リビングに集まり話し合いをしても良い対策がとれないが、毎日親の手伝いをする一五分間を大切にすると、かしこまって教えなくても自然にできるようになることが多くなる。

子供を誉めてあげる。子供の心は天下を取ったように、羽ばたく。それが積み重なって日々夢を確立させていく。

★「学校へ行きたくない」から始まる子供の病

なにもスマートフォン、ＴＶゲームだけが面白いのではない、と気づかせることが、低学年の生徒の自殺を防ぐ対策のひとつである。子供が、ＴＶゲーム、スマートフォン、ケイタイ等を長く使っているとブルーライト光線で熟睡できなくなる。すると、

●落ちつかない。
●集中力が湧かない。
●勉強ができず学力が一気に下がる。
●勉強についていけなくなる。
●学校がおもしろくなくなる。
●学校に行きたくない。
●不登校が始まる。

朝、「学校へ行く時間だ」と叩き起こす。腹痛、頭痛、下痢等の症状を出す。学校を休ませる。体調不良で、学校をよく休むようになる。不登校が始まる。

子供が体調不良を起こすと、親は胃薬や頭痛薬を飲ませる。精神的に、学校に行きたくなくなっている子供に薬を飲ませても、その時だけ症状が治まるが、再び痛みが出る。できるだけ早く専門医の診断を受けよう。

★子供の未来が明るくなるように自然に近い育て方を

子供の頃からスマートフォン、ＴＶゲームで独り遊びはやめよう!!

学童期の一一歳〜一二歳になる頃、脳が大人の脳の重量になっていく。一日、一時間半の使用と決めて遊ばせよう。

子供の時に「とぶ、跳ねる、走る」太陽のもとで育ててほしい。

中学生一三歳の頃から一五歳に向かって、精子が作られるまでに、子供の体は青年になっていく。
現代では結婚して子供を授《さず》かる率が低下している。そして不妊治療に莫大な費用をかけている。

子供の時「とぶ、跳ねる、走る」山登りをして足をふんばる。
そういう運動をしっかりやって楽しい時間を作ることにより、「三億〜四億」の精子が自然に作られる。

今は室内遊び、機器遊びによって、運動量が減っている、精子の数が大幅に減って「一億七〇〇〇万〜二億二〇〇〇万」の人も多く、大人になっても精子の数は増えず、受精できない数になってきている。
「ストレスから来ているとされている」

子供の未来が明るくなるように、自然に近い育て方を考えよう。

★何もない時代、人が人とかかわって生活していた

戦後一五年、昭和三五年頃まではテレビがなかった。ラジオが楽しみの時代だった。

そのうちに街に白黒テレビが出てきた。家族で集まってテレビを見た。こんなふうに人が人とかかわっていた。

子供のオヤツなんていろいろない。たまに、近所のおばさんが煎《い》り豆や、焼《やき》芋《いも》をくれた。

遊んでいる三～四人で分けあって食べるのが当たりまえであった。人が人とかかわって生活していた。学校で強がりの子供が一人をからかう。遊び仲間が来て助けてくれた。イジメまでに発展しなかった。

勉強できない子供も、学校へ行くのが楽しかった。戦争直後には、子供の自殺、不登校なんてなかった。

そのころは全員が貧乏であった。そのために、家庭の手伝いや兄弟の子守りで、学校に行きたくても行けない子がいた。でも何も言わず、自分のできることをして、家庭を助けていた。

そんな時間の中で、考える力が養われた。そして忍耐力が養われた。だから立派な人が育ち、この国を支えた。

私達はそうした道をつくってもらった上に立っている。

機器に頼りすぎると、多くの能力が失われる。それだけではなく、確実に心の病にかかり、体調不良を一カ所だけでなく、何カ所も噴火させる。

機器と上手につき合っていかなければならない。テレビゲーム、スマートフォン、ケイタイ電話等はブルーライト光線が目と脳に悪い影響を与えない短い時間だけ使うようにしよう。

一日の目安として、

●学童期ならば　テレビゲーム　一～二時間

●思春期ならば　テレビゲーム、ケイタイ、スマホ　二〜三時間
●社会人ならば　ケイタイ、スマホ、パソコン　三〜四時間
がギリギリの線である。

★能力を引き出す十五分の積み重ね

子供と一緒に親が遊ぶ、面白いプランのたて方を考えよう。
お手伝い一五分間で何ができるか？
窓ふき七分間、窓ふきをしている間に残りの八分間で何と何ができるか？
一緒に考えるように、親に指導することが必要である。

指先を使って作業している時は、脳の働きが速くなる。
玄関を四分間ではいてもらう。
雑巾を洗って三分間で玄関回りをふいてもらう。
残り一分間で使った雑巾を洗い、元に戻す。

合計一五分間でやってもらう。

毎日、自由に手伝うことを考えてもらう。怪我のないように気をつける。親の協力が必要だ。

毎日、時間を決めて手伝うことで子供は宿題も手際よくやれるようになる。だらだら長伸ばしさせない。そのコツは一番集中できる一五分間という時間を決めることである。

一五分間を大切にして、次は別の宿題、または明日の勉強の予習というようにしていくことである。親にとっても一五分間なら、手を止め、子供と一緒にいられる。親がそばにいることで、子供の心は安定する。学習能力が上がる。無駄に思える一五分間の積み重ねが大きな能力を生み出す。

「はじめから上手にできてたまるか！」という精神を教えるのが親だろうと思う。

毎日の一五分間の積み重ねは一生の財産になる。

いざ親が病気で寝こんでも簡単な「みそ汁、カレー、魚を焼く、御飯をたく」ができれば、なんとかなる。

五年生、六年生がやらせ時のタイミング。
●火を使う時は、親がそばにいて下さい。
●毎回スーパーの買物につき合ってもらって、野菜の選び方と安い物の買い方も身につけておこう。
●毎日、トイレ掃除、風呂掃除をしているうちにトイレットペーパー、石けんが切れているのがわかるという生活のポイントを親が教えよう。
●毎日、窓や玄関の掃除をしているうちに、鍵のかけ忘れにも注意ができるようになる。
親が風邪で寝こんでも心配ない。子供の頃から手伝いをさせておくと大学に入った時、独りぐらしになった時、事故に遭うことが少なくなる。

自然に独立心を養うように、家の手伝いを通して教育してほしい。

★三つ子の魂一〇〇まで

幼い魂《たましい》は真白である。

幼い時にすりこまれた生活体験は、一〇〇歳になっても忘れない。

幼い時、親の都合でゲーム機で遊ばせる習慣を身につけると、人と遊ぶよりも、独り遊びの方が楽に思える。そして独りでいることが普通になる。

家庭で勉強を教え、小中高と成績が良い。成績が良いのでパソコン、インターネット等、機器類を買い与える。思春期になっても、心の内を話せる親友ができない。

大学を卒業して、入社が決まる。人生初の人と向き合うことが最大の壁となってくる。

どうしても、対人関係がうまくいかない。悩んでいるうちにうつ病になる。

自分が病気にかかっていることを知る余地などないままに、部屋に閉じこもる。うつ病を放置してしまい、病気を悪化させる。

最初は、ダイニングまで食事に出てきて食べているが、そのうち、病気が悪化して、部屋から出てこなくなる。食事は、ドアの外へ置くことになる。

幼い時にすりこまれた、独り遊びのパソコン等を相手にして一日を暮らす日々になる。一〇年が過ぎても二〇年が過ぎても部屋から出てこない結果となる。


幼い学童期に体験したことが、本人の基礎「土台《どだい》」となる。生き抜くためには、学校で勉強して、他の動物を見せ、植物園や野山で花や実を見せる。電車に乗せ、住んでいる街や村以外の場所を見せてあげる。

学童期までに、体験学習をすることが、人生の土台を強化させる。その土台がしっかりしていることで、本人が描く夢を挫折しながらも、現実に導くのである。

幼い頃から機器をいじって生活させることで、体験学習が少なくなってしまう。

「夢は何？」と聞かれても、体験数が少ないため、選択領域が狭くなる。本人が口にする夢が本人の能力とあっているか確かではなくなる。

しかし、体験学習を実際やっている子供は、自分にできるかどうか、少なくとも判断できる。それだけではない理由が他にもある。

子供の頃、教えたことがないのに、上手に習字が書ける子。教えたことがないのに、上手に歌が唄える子、等がいる。祖先から引き継がれる遺伝子の体験記憶が残っていると私は考えている。

子供達一人一人には、いろいろな素晴らしい祖先からの贈りものが隠《かく》されているはずである。隠されている祖先の力を探すのが、一生のテーマだろうと思う。

隠されている祖先の力を引き出すには、幼い頃を見逃さない親の観察力が必要になる。

学童期に本人のやりたい「スポーツ、語学、音楽、踊り……」をやらせてみる体験が大切。教えないのに、上手にできることに早くから出逢うのは、祖先の方がやり残した続きを、やってもらいたいのかもしれない。

心に夢を持つことを、子供に教え、誉めてあげることが重要なポイントである。

本人が成長して、独りで暮らせるために、男女を問わず学童期までに、食事が作れ、洗濯機が使えるようにする。男女を問わず、ボタン付けや穴かがりらい、教えてあげなくてはならない。

子供が対人関係を上手にくぐり抜けて成長するには、身だしなみが必要。アイロンかけも五年生の頃に教えるべきである。本人が人前でオロオロしないためである。

★スマートフォンやケイタイをいじっている場合ではない

学童期が終わる一二歳頃までに、ひと通り教えてほしい。努力したことが自信となって、人前であがらないで済む。一生を通していつの日か、親からもらった財産となる。

男女を問わず、一人の人間として挫折しても、再びチャレンジするたくましい心を育てることが、本人にも親達にとっても幸せとなる。

幼い魂は、天使の心をもって地上に降りて来てくれている。自分の子供でも、他人の子供でも全員大切な能力の固まりだと思う。そんな子供に、大人が造った機器類を持たせたら、吸収する内容が「最初からズレてしまう!」と申し上げたい。

どのようにズレが生じるのか?

幼い頃から、平面上の画面だけを見せることで、「触覚、視覚、想像力」が鈍《にぶ》る。間違えても間違えても算数、国語を正しく教えていくことで、間違えが少なくなる。

だが親達はイライラして怒る。子供はもうしたくなくなる。子供も感情を豊かに働かせるためには、実際にある型を触らせる体験をさせる。そのことで、ズレが生じなくなる。そして体験をすることで、一発で覚えてしまうことになる。

体験の数だけ、子供は心と体で覚えていくことになる。そのことで感覚のズレがなくなる。親子でパンケーキ、ギョウザを作った日常生活の楽しさは、その子が大人になっても、自分の子供にオヤツを作れる人間として残る。

幼い頃から学童期までに、させる内容が年齢によって、多くあることに気づいてほしい。

スマートフォン、ケイタイ等機器類をいじらせることは、一日の少しの時間にさせよう。

今一番、困っている問題である「高齢者の親と子供のひきこもり」は、将来誰にも起こりうることである。まさか、機器類が人の心を欠落させるとは、誰も思っていなかった。

★日常生活の中で理解していくこと

子供の頃、自分の部屋でテレビ、パソコン、ケイタイ、スマートフォン等をいじっている。

お互いに好きなことをしている。

子供が成長した時、「親の面倒を見ろ！」と言ったって、子供の頃から、やらせていないことは急にはできない。親に反抗ばかりしている子供に、急に優しい人になれ！　と言ってもできないのと同じくらい難しい。

だが、日常生活で、親子がギョウザの中身の話をしてギョウザのあんを包んでいく。焼き上がって「お父さん、焼けたよ!!」と子供がさけぶ。

お父さんが二階から降りて来て、テーブルの前に座った。

「旨そうだなあ～、どれどれ、これは旨い！」と言った。

皆で夢中になって食べた。

ほっとした時に、母親が、「こんな美味しいものを食べられるのは、お父さんが頑張って働いてくれるからよ」と子供の前で話す。親を尊敬させる会話をしよう。

お父さんが、明日も頑張れるように、「僕はお父さんの靴を磨くよ!!」と子供が言った。

★序列関係を身につけている子は、人から可愛がられる

序列関係《じょれつかんけい》を身につける子供は、成長して会社に入っても、同僚や上司とうまくからんでいける。そして、親が老人になった時、世話をするのが当然のことだ!!　と思う人間になっている。世の中で今一番困っている問題は、解消される。

子供の頃から、毎日、機器類を独りでいじって成長すると、序列関係を知らずに育ってしまう。

相手を思いやる「心」が欠落してしまう。

社会に出て、対人関係の壁に突き当たることになる。

お父さんが塾に行かせてくれている。美味しい御飯が食べられるのも、お父さんが給料をもって帰るからだ、と子供に教えていくことで、序列関係を植えつけられる。

母親が夫をたてる言葉で、子供は自然に序列関係を知る。何でもない当り前のことなのだが、今、序列関係を欠落させているために、敬語を使える若者が少なくなっている。

序列関係を身につけている子は、「人から可愛がってもらえる。仕事を教えてもらえる。誘ってもらえる」そこにつながっている。

家庭教育とは、その子が挫折しても、立ち上がって再び、夢を追いかけられる所であってほしい。

機器類の便利さが、進む中で、誰もが予測していなかった心の欠落が生まれてきている。

親の面倒を見ないのは、その子に半分責任があるとしても、そういう子を育てたのは親である。親は、子供の学費を稼ぐために忙しかった。と言い訳をしたいだろうが、どんなに忙しくても、一緒にパンケーキぐらい焼けるだろう。

★遊園地やキャンプなど体験学習をさせてあげてください

面倒臭いと思うでしょうが、幼い頃から学童期までは、「遊園地」や「キャンプ場」で「バーベキュー」をするなどの体験学習をふんだんにさせてあげて下さい。

親子の会話が進む所を選択するのがポイントである。特に、経費がかかることをしなくて良い。子供は、父と母と一緒にすることを喜ぶのだから。

父にしてみれば、あくびが出そうな日曜日であるが、先のことを考えて、遊園地、公園を好きになってほしい。

いやいやしていたら子供にわかってしまう。子供とつき合う時間は、お父さんの看板を家に置いて出かけることで、自分が楽しくなる。馬鹿なお父さんを見せると、子供がしっかりする。

子供が小学五年生、六年生になったら……例えば、駅員さんに行き先の電車の乗り換えを、子供に聞かせに行かせる。

子供は、「何でお父さんが聞かないの？」と言う。「お父さんは恥ずかしいから、聞けない。頼むから聞いてきてよ!!」とお父さんの弱さを見せる。

親子の距離が縮まる一瞬ができる。

世の中のお父さん、あくびをしないで子供を頼りにする日曜日にして、日頃のストレスを吐き出してほしいのです。

★子供に親の弱さも見せてください

子供に、面倒をみてもらう日曜日も悪くないですよ。

世の中のお父さん、お母さんに言っておきたい。

小学五年生、六年生になったら、子供にしっかりしている所を見せないで、逆に子供に教えてもらう姿勢をとって下さい。

例えば、朝、新聞を広げて、子供に「これは、どういう意味か教えて？」と聞いてみたりする。一緒にテレビを見ていて聞いてみる。

子供に、「お母さんは、何も知らない」と思わせることも時には必要。


子供が親を守ろうとする心が育つのが、小学五年生から中学にかけてである。

食卓を家族で囲むことをおすすめする。

「商売の売れゆきが伸びない、どうしようか？」

弱音を吐くと、子供は、子供なりに、駄菓子を買うお金を貯めようとする。

子供が相手をいたわる心が育つ時期は、弱音を吐いてみせることが大切。強い親を見せすぎないように心がけよう。


強いだけの親の姿と発言が、子供にとって重圧となる。それが小学五年～中学にかけてである。頼れる子供を育てるには、親の弱さを見せる時期がポイント。

長い人生を操縦していくには、何をしようか？　ポイント、ポイントがある。

●相手と自分の序列関係を理解できる「小学四年～小学五年」

●相手を守ろうとするいたわる心が育つ「小学五年～中学一、二年」

その操縦を、子供の成長を見ながら、やってほしい。

老人になった親の面倒を見たい気持ちはあるが、いざとなると、腰くだけになって体がついていかない。そういう子供に育てないでほしい。

★人を思いやる心を育ててください

子供は、親の姿をよく見ている。

親が祖父母の世話をして、大変なことを知っている子供は、小学五年～中学にかけて、稼《かせ》げる仕事について、母親を楽にさせたいと思うようになる。

世の中で立派に仕事をしている人達の中には、小学五年～中学にかけて、家庭事情を見ながら「親に楽をさせてやりたい思い」で頑張った人がたくさんいる。

人生の操縦は、子供が吸収できる年齢で、何が必要かを考えて変えていって下さい。特に、「相手との序列関係」と「相手を守ろうとする感情面」に重きをおいた育て方をしてほしい。あと戻りや、やり直しがきかない教育のポイントである。

★子供をロコモ予備軍にしてはいけない

〈四歳～六歳児の骨折〉

- 外で遊ばせない
- 体を前かがみにしてゲームをしている
- 足首の骨折が多い
- 一年間で二～三度骨折する
- 関節と骨に問題が起こっている

〈七歳～一〇歳〉

- 腰が前に曲がらない学童が多い
- 足の裏に力を入れて、ふんばれない学童が増えている

〈七歳～一〇歳を中心にした学童〉

- 手が真上に伸ばせない

〈八歳～一二歳の学童〉

- 首から肩甲骨の下まで老人のように骨がゆるやかに曲がっている
- 和式トイレでかがむ姿勢がとれない子供達
- ふんばる足の筋肉が弱くなっている
- ふんばらせると、ひらひらと前に倒れこんでしまう
- 筋肉が弱く、関節が弱くバランス感覚が低下している
- 片足立ち五秒間ができない

バランス感覚に問題が生じている。

これらは老人に起こる症状であるロコモ（筋肉や骨、関節などの障害のために「立つ」「歩く」運動機能が低下してしまうこと）予備軍が子供達に起こっている。

TVゲーム、ケイタイ電話、スマートフォン、インターネット等の機器類を長時間触れることによって起きている。

外で遊ばなくなった子供達は、一日中、前かがみの姿勢で生活している。友達が少なくなっている理由は、それぞれが習いごとをしていて一緒に遊ぶ時間が取れなくなっていることが大きい。

そのため、独り遊びをして、常に前かがみで過ごしている。成長期に悪い姿勢で過ごすことが原因の一つにある。

カルシウムは、運動の後「少し汗をかいた時に一番吸収される」のだが、今の子供達の生活では、座った姿勢が日常で多くなっている。

食事や、おやつで牛乳のカルシウムをとったとしても、ほとんど吸収されない。成長期の必要量以下にすぎない。

今の子供達は、骨が弱く、骨折しやすい体になっている。骨は約五年間で新しく作られる。子供達が少し汗ばむほど走る、飛ぶ遊び、またはスポーツをして四年間でやっと骨折しにくい体に変化していくと言われている。

まさか、子供達にロコモ予備軍がこんな形で症状を出してくるとは思いもよらないことであるが、現実に起こっている。

運動しないでＴＶゲームをやっていると、脳細胞はほとんど働いていない。子供が走ったり、飛んだりして動き回って遊んでいる、またはスポーツをしている時には、状況判断する脳の部分が活発になっている。

スポーツや遊んだ後に勉強させると、集中力が高まっていてよく覚えられるという結果が出ている。

子供に手伝いを毎日してもらうことは、体を動かしていて状況判断力を身につけられる。手伝いをした後の夕食はカルシウムが吸収されやすい状況になっている。

父親の車をタオルで乾拭《からぶ》きしてもらう。

七分間で、しっかり汗をかいてくる。牛乳を飲ませるとカルシウムが上手に吸収される。アレルギーを持つ子供は、牛乳以外の食べものを考えよう。

母親の買物の荷物を持つ手伝いをしてから、夕食で小魚を食べさせると、運動した後なので、カルシウムも摂れ、脳の働きも活発になっていく。

手伝いをすることで、体に負荷がかかり、ふんばれるようになる。荷物を持つことで握力、筋肉、関節が強くなっていく。

子供の頃から体作りをしなくては、将来の夢は叶わない。

子供の頃からメンタルを強くさせなくては、ここ一番で挫折してしまう。

子供の頃から家族の一員として、働くお手伝いをさせないと、甘い誘いにのりやすくなる。困るのは、本人と親である。

手伝いは当たり前と習慣づけることは、二〇年間毎日やってできるか、できないかの難しさがある。

親子でやっていけば、どこに出しても生き抜ける子供になる。

親の手伝いをするということを身につけている人が少ないなかで、二〇年間続けてきたということは他人に愛される、機転《きてん》のきく素質ができてくる。

誰だって地道なことは、好きではないが、それをやり抜くということは根性のある、人より光る素質の持ち主になれる。

手伝いを続ける子と、もうやめてしまった子。自分の子供を世の中で生き抜けるようにしてあげるのが、最大の愛だと思う。

子供にスマートフォン、ケイタイ電話を買ってあげている場合ではない。

五章

「自分に限って」は禁物！
若年性認知症の怖さ

★若い女性への警告・自律神経の乱れから女性ホルモンの乱れに

若い女性の多くがスマートフォン、ケイタイ、そしてその他の機器とにらめっこして過ごす時間が増えつつある。

目は脳への直結臓器である。

画面から発生するブルーライト光線を目に長時間浴びると、自律神経の乱れが生じる。

深い睡眠がとれなくなる。

次に、自律神経の乱れから、髪の毛が抜ける症状が出ることがある。

自律神経の乱れから女性ホルモンの乱れが生じ、月経のサイクルが乱れる人も少なくない。

実は、若々しさの決め手は髪の毛にある。

女性の皆様は、顔のシミ、シワなどに気にかけておられる様子であるが、すべては、女性ホルモンとの関係が髪の毛には深い。

その理由は次のようなことがある。

ストレスを受けていないひとつの毛根からは四〜五本の髪の毛がはえている。しかしストレスを受けて、不眠や生理不順になったり、ダイエットで栄養不足になると、ひとつの毛根から一本か二本しか髪がはえてこなくなる。それだけではない。若々しさがなくなってくるのである。


女性は顔のシミ、シワ、タルミを気にしている。だから、美容器具、高額な化粧品が売れている。毎日、一〇本の指で頭皮を軽く押す二秒間。そして強く押す二秒間をくり返し、一分間してみて下さい。

朝の化粧前、昼間は気がついた時に、おやすみ前は一分間以上して下さい。

毎日、頭皮を一〇本の指で触ることによって、頭皮の弾力を感じとれる。と同時に、目のかすみが徐々に少なくなる。ブルーライト光線を浴びる時間が長くなると、目のかすみや目のコロコロした違和感が出ることが多くあるが、それが改善される。

現代人は、機器なくては、生活は無理な時代とも言える。そこで、自分の体のケアーを、その日にやっていかないと、目の老化そして、顔の老化が早くなってしまう。

人生を長く楽しむためには、いつまでも若く美しくいることが大切で、それができたなら、気分が常に上を向いていられる。うつ病にならない状況があると言える。

前向きの日常生活を送ることで、六五％認知症になりにくい、というデータが発表されている。若々しく、美しいと前向きになれる。

★若い女性が更年期症状に苦しんでいる

若い女性への警告として話しておきたいことがある。

三三歳から三五歳にかけて、月経が少なくなる。さらに！　四〇歳から四五歳で月経は終わりに近づく。

現在のように、ストレスが多くない戦後三〇年頃までの女性達は、五〇歳から五五歳まで月経がある人が多かった。

今は閉経《へいけい》が少し早まっていると思われる。四〇代～五〇代の主婦の方が、更年期症状と知らず、気分がすぐれないと言って、クリニックを訪れる。診断する限り、うつ病ではない。

今の四〇代～五〇代の方は、外見が美しく若く見えてしまうので、まさか、更年期症状を疑いたくないのであるが、症状を聞いてみると、更年期症状と一致してしまう。

うつ病の薬は、効かないが、更年期症状の薬は一発で効く。そんな生活状況から若いと思える女性が更年期症状に苦しんでいる。更年期が早くなっている理由は、生活習慣の変化としか言いようがない。

戦後すぐはラジオの時代。日本でオリンピックが最初に開催された年までは、テレビは白黒だった。オリンピックに合わせるように、カラーテレビが登場。その頃までは、夜九時は、今の時代からしてみれば真夜中の一時頃に近かった。カラーテレビから次々と電化製品が作られ、深夜のテレビ放送が始まり、日本人は夜一一時まで平均して、起きている時代に入った。

そして現在は、眠らない大都市、二四時間人が働き、遊び続けている。今の時代に生まれている人達は、何をどうしようと個人の自由、そう思って生活しているがゆえに、仕事から帰り、真夜中、洗濯して髪を洗って翌日に備える。眠るのが朝一時半頃になるのは普通である。

傷んだ体を治す分泌ホルモンは、二四時から午前二時頃に一番多く作り出される。だが、夜中の一時半頃に眠りにつくとなると、体を治すホルモンが十分に分泌されない。毎日の疲れが、蓄積されていけば、自然の摂理として老化が早まっても不思議ではない。

女性にとっての更年期障害は、思い描いているより辛いものがある。クリニックを訪れる女性達が口をそろえて言うのが、強い肩凝りがあり、下着の肩ヒモがあると肩が気になるという。

　また、強い耳鳴りが止まることなく、一日中続いている人もある。さらに動悸と、額《ひたい》に汗が噴き出す。めまいと吐き気、イライラと怒りっぽくなる。


　若い世代の女性達は、スマートフォン、インターネットを普通に扱い、生活しているが、結婚して出産する、子育てに追われて、子供が少しだけ手がかからなくなった時に、両親の老いが待ち受けている。

　女性は、男性よりも多くのプログラムがある。

　健康な心と、健康な体が女性を幸せにする。夫を持つ女性も、子供を持つ女性も、独身の女性も、自分の体に自信があればそれなりの幸せを味わっている。

　更年期前から、カルシウム不足が女性に多くなってくる。女性ホルモンが減る時から、カルシウム不足になり、骨密度が減り、骨がスカスカになる。そして骨折しやすくなる。

★日常生活を楽しくする工夫が心と体の健康につながる

若い時から四季を感じる生活をしよう。それには生物時計が正しく働く必要がある。生物時計のリズムを崩さないようにするには、四季を感じとる朝日に当たることが大切だ。

朝日が、すがすがしいと感じる時間をもつ。朝食をゆっくり楽しむ心の余裕をもってほしい。

●今日も一日楽しくあるようにと願う。そういう気持ちのある人は、自分から挨拶ができる、声を出すことで、心がスッキリする（コミュニケーション予防）。

●昼休みに自分の机にもたれて二〇分間昼寝をする（脳疲労の予防）。

夕方からは絶対にブルーライト光線を目に入れないよう努力しよう。夕方の太陽は淡く、哀愁がある。その中で心をほっとさせてほしい。

●「今日も仕事が無事終わった」「よくやったね」と自分を誉めてあげる。
●夕方は、独り反省と独り言を心でつぶやくようにすると帰宅してから切り換えスイッチが入る。家族に明るい笑顔を見せられる（家族円満予防）。
●できるだけベッドには夜の十一時までに入る努力をしよう（老化予防）。
●できるだけ、色のついた野菜類、大豆製品、海草、ヒジキ、魚を中心に栄養バランスをとった食事にする（老化予防と認知症予防）。
●できるだけ、高い所、低い所の窓ふきなど普段から掃除で運動する。日曜日は、好きな時間を少しだけでも、もてるように若い頃から気をつける（老化予防とうつ病予防、認知症予防）。
●日常生活が楽しくなる工夫が、若がえりとやがてくる更年期障害を軽く通過させることになる（女性の健康予防）。

外で働く女性も、家事を専業にする女性も含めて、日常生活を楽しくする。それには、朝の三〇分間で時間割をつくるように心がける。

● 例えば、一〇分間で気になる所の掃除をする――冷蔵庫の掃除。

● 例えば、一〇分間で夕食には残り野菜を使って料理するようにして、足りないものだけ買うようメモにして財布に入れる。

● 洗濯機を回す――例えば、一〇分間で洗濯物を干す。

● 水回りの掃除をする。

● 合計三〇分早く起きて、時間割通り行う努力をすることで、帰宅してあれもこれも散らかっているものを片づけようとすることの女性のストレスをなくすことができる。

● 朝三〇分を頭の体操として、若い頃からの習慣にすることで、無駄な食材を買って腐らせないで済む。

● 帰宅して夕食が終わったら、翌日の朝食に使えるものを、全部お膳に乗せて置く。翌日の朝から楽しくなるように工夫をすることで、心が軽くなる。自分の時間をはじき出せる女性になれる。そうすることで、熟睡できるようになる。

●熟睡できる訳は、朝から体と脳を使い、バランス良く全体運動ができている日々、女性らしさを身につけていくことで家族に愛される存在となる。ストレスが少ない日常からは、更年期症状がほとんど見られていない。

★スマートフォンを握るくせをやめよう

悪い例をひとつお話ししましょう。

手の平サイズのスマートフォン、ケイタイ電話を握るくせをつけてしまうと、依存症にはまってしまう。ベッドの横、オフィスでは机の上、眼の届く所にないと、不安でたまらなくなる。

ベッドに入っても、まだケイタイ電話のブルーライト光線で、脳を刺激して画面を見ている。「さあ眠るぞ！」と目蓋《まぶた》を閉じても画面の字が浮かんでくる。寝つけなくなる。

朝、起きる、眠ったのに肌はガサガサ、体は重い感じになる。それだけではない。

　手の平サイズのスマートフォン、ケイタイ電話を握るくせをつけていると、片手で洗いものはできない。

　つい、面倒くさくなり、飲んだコップも、お皿も、流し台につけっぱなし。そうなると、着ているものは、ハンガーにかけたり、服をたたんだりしなくなる。片手がふさがると、何もしたくない心理が働く。どこまでも汚い部屋になってしまう。

　スマートフォン、ケイタイ電話にはまると、女性らしさが全く欠落していく。何をするにも、横に置いて、ラーメンを食べていても、画面を見ている。恋人の写真でも見ているならば、まだ可愛いのだが、それにしても女性が食べものを食べながらすることではない。

　片手がふさがっている女性は、若いのに弾《はじ》けていない。

　道をゆっくり、ぞろぞろ足を引きずるかのように歩いて、手の平サイズの機器画面をのぞき、まるで老人歩きをしている。

動物は、パートナーを決める時に、鳥は歌い、枝で踊って相手の気を引く。他の動物も自分の強さを見せて、闘いを挑み、相手を誘う。そうやって自分よりも優秀な遺伝子を残そうとして努力する。その時は、動物全部が体も心も弾けている。

一生を通して、弾けて、浮き浮きする時は、時間に制限がある。スマートフォン、ケイタイなどの機器類にはまっている場合ではない。

楽しい思い出を一日また一日と重ねてほしい。

★独身男性への警告・画面を見ながらの食事がカロリーオーバーにつながる

独身男性そして、単身赴任男性への注意！

テレビ、スマートフォン、ケイタイ電話を見ながら、ラーメンとギョウザを食べる。時には「替え玉」を無料で食べている。炭水化物中心の栄養しか口に入れていない。血液中の栄養バランスが崩れてしまうと、食べたばかりなのに何かを食べたい要求が始まる。

そこでまた、カレーライスまたは甘いものを食べたくなる。血液中の栄養バランスが崩れると、腹が減る感覚が強まり、何かしら口に入れてしまう。日々、血糖値が高くなってしまう。三二歳から三五歳にかけて、代謝が衰える。代謝が悪くなると、脂肪がつきやすくなる。

そして、糖尿病や高血圧の体になる。

若い二八歳くらいの男性が好きな人とめぐりあった。結婚を考えて一年間おつきあいをした。三〇歳頃に結婚。やや糖の値が高めの体になってしまっていた。

子供を欲しがっても、精子の数が少なく受精しない。運良く受精した。赤ちゃんがアトピー性皮膚炎を出しやすい体で産まれてくる心配がある。

血糖値が高いと言うことは、インシュリンが少ないため、アトピー性皮膚炎または、アレルギーを出しやすい子供が産まれてしまうことが多くある。

血糖値一〇〇mg／dl　健康

血糖値一三〇mg／dl　糖尿病予備軍

血糖値一五〇mg／dl　二回以上あれば糖尿病に入っていく

医療器具メーカーが「指先に痛くない針を刺す」器具を一般の人向けに出している。

結婚を考えている人、そして朝起きて体が重い人。これらの人は、この器具を買って健康管理に役立てるといい。

スマートフォン、ケイタイ電話の画面を見ながら食事をすると、集中力が画面にあるため、脳の中枢神経が満腹を知らせるのが遅れてしまい、カロリーオーバーでも、どんどん胃腸に入ってしまう。

そうしたことが、血糖値を上げ、脂肪のつきやすい体を作ってしまう。

★生まれてくる子供にハンデを背負わせないために

戦後間もなく昭和三〇年～四〇年頃は、結婚して普通に子供が三人～五人産まれていた。ラジオから白黒テレビそしてカラーテレビに変わった。

その頃から経済的に豊かになり、自分の部屋をもつ子供達も登場する時代になり、同時に人がストレスを受けやすい体と心に変化してきた。

そこへたどりつくまでは、家庭では「白菜と鳥肉の水炊き」「キャベツ、ニラとレバー炒め」「豆腐、ねぎ、わかめのみそ汁」「大根の漬物」「メザシ」等の安い材料で大盛皿がひとつあって、皆が食べた。そういう夕食だった。血糖値が上がる材料ではなかった。

ところが、自分の部屋をもらって勉強、勉強のストレスが多い時代になると、ステーキ、ハンバーグ、天プラと美味しいものを口にする毎日に変化した。

急激に、ガンの患者数が増え、高血圧から脳梗塞、糖尿病の患者さんが増えてきている現在である。

現代は、テレビを見たり、スマートフォンを見たりして、ラーメンをすする姿に、変わってきている。唾液《だえき》はものをよくかむことによってよく出る。食べものが消化されるには、唾液量が必要である。ラーメンをすする速さでは、唾液量は少なくなる。

集中して、頑張って食べていた食卓テーブルの大皿、あの風景は今の若者達は知らない世界だろう。

食べるのも　一生懸命
恋愛するのも　一生懸命
仕事するのも　一生懸命
勉強するのも　一生懸命
スポーツするのも　一生懸命だった。

現在八〇歳～九〇歳～一〇〇歳の人達は、一生懸命で生きることに対して真面目だった。そんな先輩達を見習い、健康作りをしてもらいたい。

その理由は、若い男性達が結婚して、子供も産まれて幸せだと思っている。その矢先に子供がアレルギーを持っていたり、体が弱いハンデを持っていたりすると親は常に心配しなくてはならない。

自分のしたいことを気ままにして、生活して同じ食品、食材ばかり食べていたせいで、血糖値を高くしてしまう。血糖値の高い糖尿病は、子供に遺伝してしまう傾向が強い。産まれた時からハンデを背負う子供は、大変である。

自分のしたいことを気ままにした結果が一番愛する子供に出る。自分勝手に生きるという時代は今、終わらせなくてはならない。

どんな人でも、今から変われる。

もしかして、自分も変われるかもしれないと思った時、人は変わる方向へ舵《かじ》取りを始められる。

もしかして、自分も変われるかもしれないと思う夢を今、持ってほしい。

★男性が身につけたい新常識

婚期が三五歳〜四五歳、五〇歳へと大幅に遅くなっている。

現実を見て、男性の「新常識時代に突入している」と考えられる。男性であっても「料理、ボタン付け、掃除」が手際よくできるか、どうかが家庭円満の秘訣となる。

昔と違い、夫婦共働き時代であるから、妻が出産期、出産後、夫が「料理、裁縫、掃除」で能力を発揮すると、妻は惚れなおす。力の強い男性が「料理、裁縫、掃除」という柔らかなことに挑むとギャップの激しさが魅力と、意外性に惚《ほ》れてしまう。そういう心理状況がある。恋人同士なら、すぐ結婚となる。

女性は、子供、夫、家族を守ろうとする母性本能が強い。自分が出産期、出産後に体が弱っていた時に、夫に助けられると、心から感謝して惚れてしまう。感情が弾《はじ》け、夫と結婚して良かった、と幸せを感じる。

男性は、男性目線で物をとらえると、モテナイ男性になる。例えば、「男が馬鹿馬鹿しくって、台所なんかに入れるか！」と心の中で思っている。結婚して「おい、お茶！」などと叫んでいる。そんな時代はもう終わっている。

妻は、「こんな男とやっていけない」と察知《さっち》する。荷物をさっさとまとめて出ていってしまう。離婚のスピードが早まっている。スマートフォンやケイタイ電話時代に育っている若者達は、昔の常識とはかなり異なってきていることを、頭に入れておきましょう。

「男が馬鹿馬鹿しくて、台所なんかに入れるか！」なんて思っている人に限って、会社でも部下に嫌われていたりする。

一方、恋人や妻に気配りできる人は、会社でも上司に気に入られていて、得意先に一緒に連れていってもらっている。仕事の拡大範囲を広げる足がかりをもらっている。

元の糸を辿《たど》ると、恋人のため、妻のため、子供のためと始めたことは、全部自分の成長のためだったりする。

★家族を守り抜く男性には心が裕福になってほしい

若い男性達は、今、流行のスマートフォン、ケイタイ電話を握っているが、手がふさがっていると何もできないことに気がついてほしい。

手が常にふさがっているから、部屋が散らかしっぱなしになってしまう。横目で散らかっている部屋を見て、明日片づけよう、そのうち、片づけようと思う日々がストレスになっていることに気がついてほしい。

テクノストレス症候群は機器と接する長い時間と、日頃のストレスが重なって症状を出してくる病気である。

そして注意しなくてはならないのは、スマートフォン、ケイタイ電話を握りしめている時間が長いと指先、手首、体、全身を動かす時間が短くなることである。

指先、手首、足を動かせる「料理、掃除」は脳の回転が速くなる。「次に水を入れ、火をつけ、物を切る」と次から次へと作業の順を考えて、体を動かしている。そうすると脳の働きが良くなる。

脳の回転がピークを迎えると、脳の伝達回路が伸びて他の回路と結びついて、閃《ひらめ》きが生みだされるのだ。

閃きこそ、体を動かして働いているごほうびなのかもしれない。閃きが生まれる瞬間「もしかして、自分は天才かも」「もしかして、自分にもできるかも」の夢が弾け、喜びに酔《よ》いしれる。

その時、脳から普段より多くのセロトニンが作り出される。そして日頃傷められている細胞修復の役目を果たすセロトニンが血液を通して体にいきわたる。「もしかして自分にもできるかもしれない」という明かりをともす。そして「体が軽く感じる」ことが起こる。

スマートフォン、ケイタイ電話を握りしめていなくても、楽しい世界があることに気づくはずだ！

機器類に人が操《あやつ》られる「依存症」からくる心の病は、数限りなく増え続けている。

若い男性達が、いずれ、子供を持った時に、心の病が発生することがないように、短時間必要な時だけ違う文明人であってほしい。

若い二〇代～三〇代に、自分が病を発生させない工夫は、「食材吟味」と「二三時に床につく」「一日を楽しくすごす」これらのコツを身につけていくことだ。「体を動かして働く」そのために「部屋の掃除を欠かさないようにする」

若い頃に叩き込んだ習慣は一生の財産になる。

若い頃の良い習慣が身に着いていない人は、道端や公園でゴミのポイ捨てをする。後から通る人は、気分が悪い。

良い習慣が身についていない人が、他人を不愉快に平気でする。相手を思いやる気持ちがないから、誰からも仕事も優しさも、もらえない。

「福の神と貧乏神が、空の上にいて、どの人に取りつこうか？　待ち受けているのかもしれない！」誰も見ていない。今がチャンスだとポイ捨てをする。貧乏神が「今はチャンスだ」と、その人に乗っかかる。

だから先へ行くほど、貧乏になる仕組みになっているかもしれない。


人が見ていないが、火箸《ひばし》を持って公園でゴミを拾う男性がいる。彼は、愛犬のプードルを連れて出逢う、見るからに裕福そうな紳士でいい靴をはき、コートを羽織《はお》っている。

その人を見た時、本当に福の神と貧乏神っているんだと思った。

男性は一生家族を守り抜く責任があるから、全員がマナーを身につけて、心が裕福になってほしい。心が裕福であると、人に思いやりを持てる。また他の人から「これを、やってみないか？」と経済的に豊かになる話をもらうようになる。

両親と家族と恋人と幸せになる。

男として誇りを持つことができる。

★問題を乗り切るには自分でしっかり稼げる人間になること

三〇年前は対人恐怖症は少なかった。精神科の受診は、統合失調症《とうごうしっちょうしょう》、別名精神分裂病が多かった。遺伝による病気は治りにくい。患者さんで待合室は一杯だった。

ところが、現在は対人関係で眠れない、うつ病を発生させる人が多い。うつ病を発生していると知らないで、放置してしまい、突然の自殺があとを絶たない。人が機器と付きあって約二五年間で心の病が急激に増えている。

生きるということの意味を教えてくれないのが、機器である。

機器は命を持たないから生きる喜び、悲しみの情感を教えてもらえないという弱点がある。

男性、女性を含めた二〇歳～三〇歳代の若者達が、今考えなくてはならない問題は、自分の一五年先そして、その先の肉体的病気、心の病気にかからない生活とは、どうすべきか？　ということである。

高齢者になったら、年金があるではないか？　しかし年金があっても、持病があると医療費と介護費が生活を圧迫する。アパート代を払うと手元にはお金が少ない。食費を切りつめるしかない。栄養バランスがとれない食生活になる。

高齢者であるがゆえに、免疫力が弱くてすぐ風邪をひく。肺炎になる。文明が進む中で、子供がいても、個々の生活でいっぱいいっぱいであり、親に仕送りできる人が少なくなっている。

親が、肺炎を引き起こしていると病院から電話がきて、初めて親の大変さを知る。自分が病気にならなくても、親の世話をする時期にきてしまっている。

こうした問題を解決するには、自分がしっかり稼げる人間になるしかない。頼りになるのが、自分自身の健康を維持し、人から愛される人格になるしかない。

「まあ～、何とかなるだろう」と若い時は思う。今、何とかならない人が、先へ行って何とかなるとは思えない。若い時は、何だかんだと言っても、楽しいことがある。しかし一〇年～二〇年は「あっ」という間に過ぎてしまう。

現在、大学を卒業して二三歳だとする。あと二〇年が過ぎ、自分が四三歳～四五歳になる。そのとき日本中で第一番に皆が困っている高齢者の介護問題に自分がかかわってくる。両親は、七〇歳～八〇歳になってきている。自分はローンの返済と子供の学費にお金がかかる時である。

両親の入院費をどこからはじき出せばよいのだろう。

貯金が二五〇〇万円ある、六七歳の男性の患者さん。母親が八八歳になっている。三年前から、認知症を発症し目が離せなくなった。週三回のヘルパーさんを頼んでいる。

老後のために、貯えたお金のうち五〇〇万円は生活費で消えた。そして認知症が進んだ母親が、夜、外へ無断で外出する状況に手がかかる。

週三回のヘルパーさんを週一回にして自分が介護するようになった。

貯金が二〇〇〇万円を切ってしまった。

仕事に出たい。このままでは、自分の老後の貯えは無くなる。追いつめられた環境から本人がうつ病になってしまった。

クリニックに通院して、日頃のモヤモヤを話してもらっている。彼は二五〇〇万円貯えがあれば、母親の介護に間に合うだろうと思い、店を閉めた。

ところが、現実は違っていたと話してくれた。ここで話したいことは、貯えをかなりしておいても、両親や自分が、心の病やガンなどにかかると、収入が急になくなる。貯えが日々減っていく。将来への不安が誰にものしかかる。それがうつ病になる引き金を引いてしまう。

避けて通れない問題が誰にも起きる。自分が産まれていることは、親がいるからであり、多くの人達が、同じ問題に苦しんでいる。

★認知症とうつ病になりにくい三世帯住宅のすすめ

若い頃から祖父母、両親、自分という家族三所帯、二所帯の暮らしを考えてほしい。独りの介護の負担を家族全員で支えていく暮らしがあれば、現実に困ることが少ない。「昭和時代の良さ」を取り入れてほしい。

家族が賑やかに暮らす。そこでは、前向きになれる。前向きで明るい生活からは、認知症になる確率が低い。そういうデータが二〇一五年に出ている。

前向きで明るい生活をする。脳の前頭葉の働きが活発になる。認知症になりにくい。

例えば、三世帯。祖父母、両親、自分の家族と暮らす賑やかさの中で子供は序列を学ぶことができる。自分の経験不足を祖父母両親が教えてくれる。

孫がいると、事故にならないようにと気くばりが必要だ。祖父母、両親は責任上、認知症になることも少ない。

人は、自分の役目がある限り、しっかりしようと、脳は活発になる。そして、賑やかな家族では、全員声を出して生活するので、認知症とうつ病になりにくく、健康を保つことができる。そして医療費が少なくて済む。

夫婦が家事をやってくれるのを良いことに、「洗濯、掃除、炊事」とすべてをおしつけるから、主婦としては二〜三所帯が一緒に暮らすことを嫌がる。そこから、一所帯生活が夢になってしまった。

だが、三所帯であっても、分担割を決めれば、主婦の手間がかからない。祖父母と両親に遠慮して、新妻となった女性が引き受けたことによって、一所帯生活を夢見たのである。家庭内で分担制を作れば、主婦が楽になるだけではない。父親に夕食当番になってもらう。祖母に漬物当番になってもらう。子供達は、お皿、はしを並べ、デザート当番になってもらい、ゼリーを作ってもらう。

父親が、早く帰らないと、夕食が食べられない。責任を持ってもらうことで、飲んで帰らなくなる。商談で、夕食当番ができない時は、妻に頼む。いつもいつも妻に頼めない。

浮気をする心の余裕がない。夫婦円満は、分担制があった方が良い。コミュニケーションがとれて、本人も仕事と全く異なる水や火を使う作業で、ストレスが解消できる。

人の心理として、全く異なることをすると、外と家との切り換えができる。家庭も仕事も、けっこう楽しくなっていく。

若い時に、将来の暮らしが楽しくなるプランを立てる心がまえができていれば、心が体を引っぱっていき、自然に理想の家族ができていく。

高齢になった時、子供の世話にならない健康作りが大切である。医療費がかからないで、本人も子供も安心して暮らしていけるのだ。

★一も健康、二も健康

若い頃から、骨密度が高くなるような食生活をしよう。骨密度が中年、高年齢で高い場合、骨折が少なくなる。

高齢になり、一度骨折すると、次々と骨折してしまう。不自由な「手、足、腰」になると、歩行困難が発生する。部屋に閉じこもってしまう。「人としゃべらなくなり、眠れない！」という状況が老人性うつ病を発生させる。

それと平行して心が暗くなることで、前頭葉の働きが鈍る。認知症の確率が高まる。

骨密度と認知症は全く関係なさそうに見えるが、実は関係が深い。骨折することによって、将来に対して不安を感じてしまう。その不安感が二〜三カ月続くのが高齢者のうつ病の特長である。

前向きに将来を考えられないことで、六五％の確率で認知症になると言われている。

自分が認知症になると、家族は目が離せなくなる。配偶者の多くが、仕事に出られなくなる。半年～一年で貯えが底をついてくる。財産があっても、施設に入居させると、お世話代として食費、部屋代で高額になる。

そこで、将来を見すえた考え方を、若い頃からしておく責任が個々にはある。どうすれば、家族全員が平和な暮らしを営むことができるのか？


その答えは、個々の先を見すえた健康管理しかない。

健康作りの見直しとは実に地道なことに思えるが、幸せになる基礎である。地道でもやるしかない。

今、二〇代～三〇代の人達が、一〇年～一五年先にテクノストレス症候群を発生させると、四五歳の年齢になっている。

テクノストレス症候群を発生させる人の多くは、体の弱い一面を持っている。そこが病気の発生となっている訳であるから、持病持ちの体になることが予測できる。

四五歳前後に糖尿病を発生させれば、残りの人生全部が持病を抱えて過ごすことになる。「まぁ〜まぁ〜」と面倒くさがっていいかげんにしていると、透《とう》析患者《せきかんじゃ》になる。

そうなると、好きなものを腹一杯食べられなくなる。一日に飲む水分量まで決められてしまう。日帰り旅行しかできなくなる。食事制限には、大変な葛藤《かっとう》が待ち受けている。たったひとつの病気「糖尿病」を取り上げても大変である。

いま、健康な人は、健康のありがた味を感じていないので不健康な日常を送ってしまうのだろう。


人の体は、どの部分も全部大切だ。指先にとげが刺さっても痛い。指先が二〜三日思うように使えない不自由さを感じる。それが体の内面でガンを発生させたりすると、すぐ取り除いたとしても、「本当に完治するのだろうか？」と不安な日々を過ごす。心の衝撃も加わってくる。

親孝行の一番は、健康であることだと思う。二番目も健康で三番目も健康で、初めて四番目に自分のしたい人生を目指すのが、生き残る方法だと思う。

昔は、一番目は仕事で、成功することが親孝行だった。しかし今は違う。高齢化社会になり、健康な子供達が親を見守ることで、親は安心して生活できる時代になってきている。

高齢者になっていく親を支えなくてはならない三〇代、四〇代、五〇代の人達がガンを患う時代に入っている。その背景には、子供の頃から思春期にかけての食生活の片寄りがある。高脂肪、高カロリーの食生活が多くなっている。

今から四〇年前までは、コンビニエンスストアーが少なかった。東京で、朝三時まで開いている高級スーパーが一軒だけ青山の大通りにあった。その二〜三年後から東京にコンビニが次々に店を開けた。

三〇年前から家庭で夕食を食べなくても、外で安いハンバーガーや弁当を買って食べるのが普通になった。

外食、弁当の持ち帰りができると便利になる。好きなものだけ食べればいいのだから、そして一〇年〜一五年後に肥満になる。肥満から糖尿病、高血圧、脳梗塞が増えていった。

若者達が選択しているグルメと機器類の便利さが、早く美味しいものが口に入る直結サービスになっている。その環境により、若者達の二六歳にして「四二歳」の血管年齢を持つ人が増えている。

美食からくる血管年齢の衰《おとろ》えは現実のものになっている。地道な健康作りの見直しが必要になっている。

★幸せを感じる時間に入り込むストレスの解消法

「才能があって、ハンサム」であった。天才的な能力を持って、金も稼げるようになった。昨年三六歳で外車も手に入れた。高級住宅も買った。全てが順調だったけれど、ガンを発症。三七歳で亡くなってしまった。

進行ガンにかかれば、成功していても、短命すぎて本人は楽しむ時間もなかった。誰もが若い頃は表面の価値観にとらわれやすい。

自分の幸せを考えて、周りに振り回されず自分のペースを守ることが、ストレスの少ない日常になると思う。

若い頃から、自分の幸せを感じる時は、どんな時か知っておこう。ストレスを吐き出したい時に、幸せを感じる時間に入りこむ自分なりのストレス解消法を身につけると良い。

独身を貫《つらぬ》く人も、家庭を持つ人にとっても、役立つ対策になる。

「我が人生を振りかえると、もっと勉強しておけば良かった」と一度ではない、二度も三度もそう思うことがあった。自分なりに三〇歳半ばに勉強しようと決めた。四〇歳半ばに、気がついた。勉強しても年齢を重ねるごとに、覚えが悪くなってくる。自分に呆《あき》れてしまう。投げだしたくなった。

ここだけの話であるが、本当に自分なのかと呆れる。一〇歳代〜二〇歳代は大量に覚えられたのに、四〇歳半ばには、明らかにできなくなる。そして、疲れやすくなってしまう。集中力が長く続かなくなる。

だからと言って、勉強をやめてしまえば、後悔の日々になるだろう。それが嫌で、続けているが、これと言って、楽しいことはない。

ある夜うとうとしながら本を読んでいた。名も知られていない方の本だった。ビックリした。僕が二〇歳代から心の中でひっかかっていた人間の心理の問題が水が染み込むように体の奥まで入っていく。納得の世界が、自然にあった。

あの本で、心の視野が広がり目線が高くなった。心地よさがあった。

勉強はしなければいけないと義務感にとらわれている時の勉強は、いやいやしている所がある。多くの内容を断片的に覚えているだけにすぎない勉強が面白くない訳である。

誰もが、高校、大学が終わると勉強もやめてしまうのだろう。人生には、その先があって、……いやいやしても、続けていたら、勉強とは全く関係ない本から、断片と断片とが結びつく不思議に気がつく。その時、長年自分なりに悩んでいた答えが明かされることがある。

勉強とは覚えることではない。「心の闇夜《やみよ》に明かりが灯《とも》る」ことだと思った。次はどんな色の明かりに逢えるのだろうと思うと、勉強がいやだと思わなくなった。

心の中にたくさんの明かりがついていくと、自分なりの世界「ワールド」ができ上がっていく。人は、それを幸せに感じるのだろう。色々な明かりなくしては、夢は生まれない。

★テクノストレス症候群という病気は数年後に発症する

時代の流れで、今は本を読む習慣が少なくなっている。機器類によって、行きたい所、目的地、食べたいものを検索してしまう。それが普通だと思っている。そこには、大きな落とし穴がある。

自分で努力して探す。探すことによって考える。いかにして目的に辿りつくか？　考えるということが機器類「スマートフォン、ケイタイ電話、インターネット」によってはぶかれている。徐々に脳の衰えが早まっている。グルメによる血管年齢の衰えと重なってくる。

そして、想像もしない病気が待ち受けている結末になる。今、二〇歳代～三〇歳代の人達が一五年先に若年性認知症になる人も出る。若年性認知症は四〇歳～五〇歳頃に発症すると、残りの人生が長く残っている。両親や自分の家族の負担が大きくなる。本人も将来できる仕事の範囲が狭くなる。

毎日普通にできていた会社の出勤も電車の乗り換えができなくなり、遅刻、遅刻が目立ち、退職をよぎなくされる。本人も、毎日普通にできていたことができなくなってイライラしたり、不安に襲われる。

若年性認知症は、ここ数年増え続けている。この一〇年間で発生してきた病気である若年性認知症は、社会的に整った施設が少ないのが現実である。受け入れ態勢が整っていないとなると、家族が面倒をみるしかない。昨日まで幸せに暮らしていた家族が、将来の不安を感じる。

子供達は、ちょうど高校、大学に通っている。お金が一番かかる時期にさしかかっている。父親が退職して、大学を二年生でやめざるを得ない状況となった家族がある。

もったいないのでアルバイトをしてでも卒業することをすすめた。だが私立大学は学費が高く、アルバイトでまかないきれるものではない。そして、兄弟が高校に入学できなくなるという理由で、大学を泣く泣くやめた。

一家の大黒柱である父親が仕事に出られないことは、大変なことが次々に起こってくると申し上げたい。幸せは、個々によって、感じる内容は、異なるだろうが、健康なくして自分が思い描く世界は作っていかれない。

今、二〇歳代～三〇歳代を過ごしておられる皆様が、先に行って思い描く世界で羽ばたいて下さることを願っている。

病気は、「突然訪れる」とんでもない訪問者である、ということを、常に頭において、機器類「スマートフォン、ケイタイ電話、パソコン、インターネット等」を使おう。

テクノストレス症候群という機器類の長時間使用で起こる病気は、数年後に症状が現れてくる。そういう病気であるので、使用している時は、「自分に限って、病気にならない！」と思っている。しかし、とんでもない訪問者がおとずれる可能性が高い。

★毎日五分間の掃除がストレス解消の薬

パソコン、スマートフォンの画面を長時間覗《のぞ》くと、帰宅して風呂に入るのがやっとである。

ベッドに横たわり、ＴＶニュースを見る。しかし洗濯もしなくてはいけない。

だが、体が重く何をするのも面倒臭い。

そう感じる時がテクノストレスが溜まった目安である。

ジムに行って汗をかいてスッキリしたいが、ジムに毎日行くと経費もかかるので「行けないなあ～」と諦《あきら》める。

体が重だるく感じる時は、あえて家の中の高い窓のある所から掃除を五分間だけ行う。

肩甲骨を上に伸ばすと共に背筋を伸ばす。その後、五分間だけ玄関ドアの上からふいていく。その後、五分間だけ掃除機をかける。

明日は風呂場の掃除を五分間だけ行う。

やる前は面倒臭い、やりたくなかった。

でも、やり終わるとスッキリする。

「やればできるではないか」と自分を誉める。

このスッキリ感と、やればできる自信こそが、日頃のストレスを解消する最大の心の薬である。

何事も長時間やってはダメ

五分間にチャレンジする戦いこそが、脳ストレスの薬。

脳ストレスが解消される瞬間は、夢中にさせる作業にあり。

ゴミ出しや風呂場の掃除、そしてバルコニー等、自分の住まいに合わせた五分間メニューを決めよう。

なぜ「掃除」かと言うと、人は掃除をして綺麗になる。「ホッとする」そんな空間で、自律神経の乱れを改善する。

ジムに行っても、汗をかいた服を洗うことにストレスを感じて嫌だなあ～と思う。

その掃除の五分間を戦い抜くと、

「ついでに汗をかいた服を洗ってしまおう」

と勢いがついてくる。

五分間で洗ってしまえる。

★「自分はこの先、何ができるのか」と毎日考える

男性でも女性でも水仕事で皿を洗う。

スッキリする。人の心理は水の流れる音で癒される。

風呂に入り、体を洗う。風呂から出ると、

「スッキリ、サッパリ」する。体が綺麗になっただけではない。水が流れる音に癒されているのである。

なぜ癒されるのか？

僕の想像では、胎児の時に水の音で育ち、この世に「オギャー」と泣いて出て来る。胎児の時に母親の鼓動が水の流れの音に近いのだろう。

山登りをしていて湧き水の音に癒されたりする。
人は昔、住んでいた胎児の時を無意識に感じてしまう。
それが水の流れる音なのであろう。
テクノストレスを毎日少し解消していく努力をしないとならない。
「あ～スッキリした」という思いを個々が考えて生活しよう。

生きていて幸せを感じる時の極限は、自分の能力を出し切れる場があることだと思う。

そうした極限に辿《たど》り着くには、毎日努力して、掃除をしている五分間で「自分はこの先、何ができるのだろう」と毎日考えることで、目指す所に立てるはずである。

掃除をする時は夢中で五分間を過ごすことが大切である。無の状態から閃《ひらめ》きが産まれる。

「自分が何者になるのか決まっていくはずだ‼」

★股関節強化に重点を絞るようにしよう

仕事で機器と一日中、向き合う人は、特に注意したい点がある。

- 座る姿勢が同じ。
- 座って前かがみの姿勢。
- 座って前かがみの姿勢になると上半身を支えようとして足を広げる。
- 足を広げて座ることで、股関節の筋肉にゆるみが生じる。
- 立って歩く時、つまずくようになる。
- さらにすすむと、咳払《せきばら》い、クシャミ等で尿もれが始まる。
- 階段を降りるのに違和感が生じてくる。
- 股関節の筋肉低下により右足、左足を支えるバランスがとりずらくなる。
- 腰が重く痛く感じる。
- 股関節の筋肉の低下は、実年齢よりも一〇歳～一五歳も老化を早める方向へ進む。

●股関節の筋肉が弱くなると、一センチのもの、石コロにつまずく。骨折になってしまう。

●股関節の筋肉の低下は、両足にすき間が空いてくる。座ると両足が広がるようになる。

●ポッコリ腹になる。

●股関節の筋肉の低下で歩きたくない。

●階段と坂道が歩きづらい。

●出かけたくなくなる。

●ストレスで食べるようになる。

●肥満で多くの病気の発生で苦しむようになる。

★仕事で長く機器類を使う人は！

必ず休みをとろう。週の土曜、日曜は画面から離れる。休みの日は、家でゴロゴロしてテレビを見ないで、自然の中で公園、樹木、空、鳥を見て、何も考えない風を楽しみ、弁当が美味しい、と心に気持ち良さを与えるのを目的としよう。

「風が気持ち良い」季節を味わう。体内の生物時計を正しく調整しよう。たくさんすることがあったとしても、何も考えない。それは、月曜～金曜までの朝三〇分間早く起きることで実現させよう。

朝、「野菜サラダ、またはジュース、パン、みそ汁、御飯、魚のひもの」等の三品を口にする。後の一五分間は部屋を掃除する。帰宅した時、気持ち良くすごせるようにする。

一五分以内で、洗濯をする。自分のものぐらい洗おう！

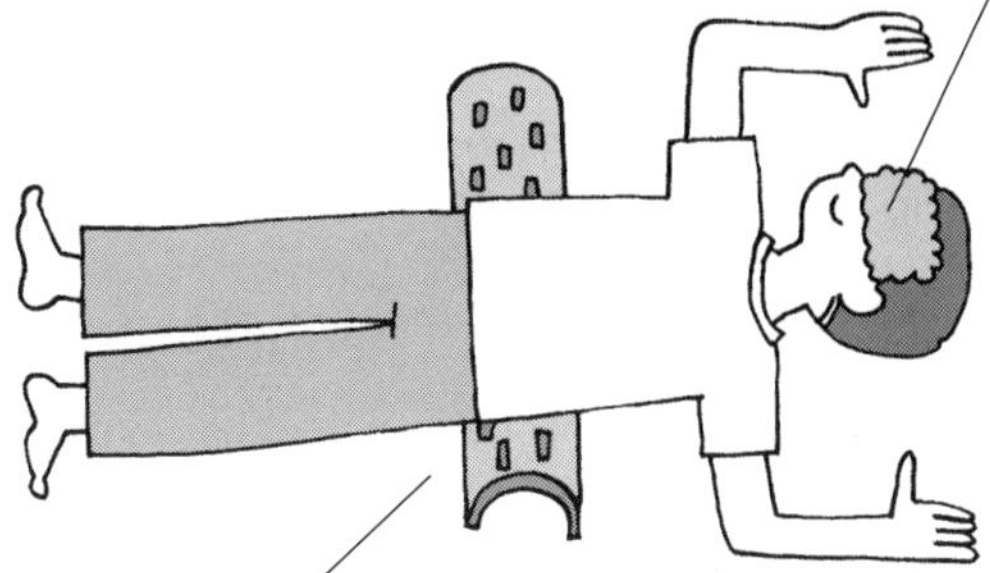
蒸しタオルを眼の上に置き、
リラックスする
足踏み台を、交感神経と副交感神経とにあたるようにして、背中を伸ばす。
深い睡眠をとるためのリラックスタイムを心がけよう。

一五分以内で、一週間で必要な生活用品をメモする。

一五分以内で、散歩、ゴミ捨てをする。自分で何をすべきか考える。

朝決められた時間内ですると、続けられる可能性が高くなる。

土、日曜は、自然と暮らすため、バタバタしない。心と体を休めることに徹する。休みを楽しみ家族と笑う。声を出して話す。人間らしい時間をすごすようにする。

　そのためには、朝一五分間で雑用をして、体を作る。朝に強くなる習慣をつけよう。

機器類によって破損した体は、自然界の中で調整するしか完治されない。破損して壊れかかった体を治すには、リラックスして画面を見ないように努力するしかない。治すのに時間がかかる。

休みをとって、自分なりの楽しみを増やすことによって、画面から離れられる。

私は、学生時代からメガネを使用している。時々同じメガネに飽きてしまう。日曜日、あるデパートにでかけて、メガネを見るのが好きである。五年前までは、メガネ売り場には子供さんのお客はほとんどいなかった。

最近は、検眼測定待ち時間がスクリーンに出る。早くても一時間待ちである。子供さんのお客で土、日曜はいっぱいでこみあっている。

子供さんに眼の悪い人が増えている。時代の流れで、スマートフォンを持っていない人の方が、少なくなっている。一方で、早々と子供の眼の異常が出始めている。

子供の健康管理として使用させる時間を短縮しよう。

ブルーライト光線をさえぎるメガネを使用させよう。大人も仕事中は、ブルーライトカットメガネを使用しよう。

★太陽は生命の鍵

テクノストレス症候群、そしてうつ病にかからないための予防を考えよう。

現代の若者は、画面を覗く、時計を見る、遅れると走って電車に乗る。このような朝も昼も夜も同じことをしている人達がほとんどである。

太陽が昇る。朝は透きとおった光に「今日は何か良いことがありそうな気がする」。太陽の微笑みでしか味わうことができない「気持ち良さ」で顔を上げて空を見る。人間一〇〇人が一〇〇人とも同じ気分にさせてくれる朝の光がある。

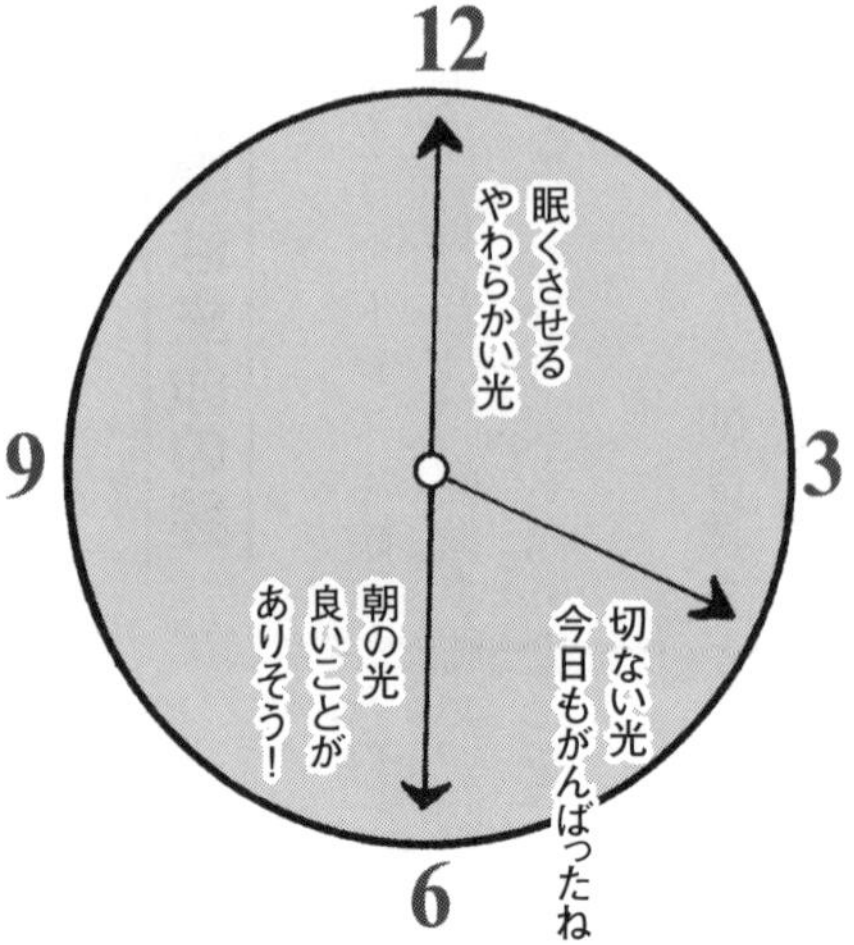

昼、やわらかい光の中で弁当を食べる。ほっとして眠くなる光。

夕方になる。（午後四時頃）

切《せつ》ない光が、今日の終わりをつげるように、弱弱しくなる。淡い光が夜になると知らせる。

太陽は、四季の収縮型を現わしている気がしてならない。一日二四時間で朝の光（春）、昼の光（夏）、夕方の光（秋）、闇夜の光（冬）を見せてくれる。

感情を生き生きさせる朝の太陽。

急がないと夜になる切ない太陽。

太陽は独り独りを見守っている。

生命体を維持するには欠かせない存在である。

朝一五分間、コーヒー、トースト、サラダを楽しむ中で、太陽の光を取り入れてみよう。

ビタミンＤが作られるには、太陽の光を浴びないとならない。

ビタミンＤが少ない生活は、くる病と不眠を引き起こす。


昼、一五分間、太陽のもとで、弁当を食べて、季節を感じる生活時間を作ってみよう。感じることもなかった肌をなでていく風を感じる。汗ばむことを、感じる必要がある。夏を近くで感じる。

太陽によって眠っている感情を目ざめさせることで、人間らしさを取り戻せる。テクノストレス症候群だけでなく、うつ病予防と認知症予防につながっている。

スマホの画面と時計とテレビしか見なくなっている現代人にとって、多くの病気を作り出している原因は、人間が作りあげた箱庭で遊び、仕事をしていることにある。あらゆる面で免疫力が弱ってしまっている点にある。

朝の太陽の光が「清清《すがすが》しいと感じる」「気持ち良いなあ〜」と感じる。「何か良いことの予感がする」脳でセロトニンがつくり出されようとしている。

朝日のもとでないと感じることのできない、生物にとって一番大切な時間の過ごし方が失われている。

朝六時半からのラジオ体操が忘れられた一五年〜二〇年前からうつ病や認知症が増えてきている。そして今は、テクノストレス症候群という新しい病気が増えてきている。

人は、生物であるから、太陽と水は生命維持には欠かせない。生きる上の基本の時刻の乱れが、心の病を引き起こしている点がある。

現代人の「夜中の一二時から二時頃に寝る」という時刻の乱れは、あらゆる病を引き起こしていく。

その一つはガンである。

正常な細胞が、セロトニンが少なくなると、異変を起こしやすい。それがガンを発生させる原因にもなる。免疫力が弱くなっている体の悪者であるウイルスが侵入する。風邪をひきやすくなり、肺炎で亡くなる。

太陽の恵みにより、栄養素が初めてビタミンDに変わる。ビタミンDが少なくなると眠れなくなる。

カルシウムが少ないと眠れなくなるが、カルシウムは太陽の光を浴びなくても、カンピョウ・ピーマン・小魚・牛乳等から摂れる。しかしビタミンDだけは、太陽の恵みがないと摂れない。

人間だけでなく、樹木も草も太陽の光を浴びなくなると、葉が枯れ落ちてしまい、次に病気にかかり腐ってしまう。そして死んでしまう。人間と、草木は違うと思いがちであるが、生命体にとっては、太陽が生命の鍵を握っている。

地道に見える朝起き。

地道に見える朝食。

地道に見えるラジオ体操。

地道に見える朝の散歩で一日の予定を決める。

地道に見える朝の散歩で花に「奇麗に咲いたね！」と声出しをする。笑う。

地道に見える日常生活を大切にすることによって、生物時計が正しく働くと、多くの病にかかりにくくなる。


人を動かしている機能は、脳や交感神経、副交感神経が大きく関係している。その中で、河の流れ役を血流が果たしている。その河の流れがコレステロールで詰まると「命にかかわる動脈硬化」が起きてしまう。

自然と向き合う。地道に見える朝起き、散歩、ラジオ体操、朝食は、血圧を穏やかにする効果があり、重大な病気が起こりにくくする働きがある。

★一日に二、三回、心が穏やかになる楽しみを取り入れよう

正月の寒い日に、クリニックの近くの河岸の畔《あぜ》で、犬の散歩をしている時に

見たビワの花。それが五月一五日に黄色の実をつけていた。今までは葉と実が緑色で目にとまりにくかった。黄色のビワを見て、絶対にすっぱいだろう、だから誰も見向きもしないのだろうと思った。

手が届く所の四個を取って、畔道に立って食べた。驚くことに、全く、すっぱくなくて甘くて美味しい。スーパーで買ったビワは、水っぽい味でおいしくなかった。しかしこのビワは美味しいと感じた。

東京の人は、野生のビワなど食べない。真青な空に、日々オレンジ色になるビワの実が、手の届かない所で今日もゆれている。

正月も、さし当って、面白いこともなかったが、「先日食べたビワが美味しかったからまあいいか？」なんて心で独りつぶやいた。

自然を相手に、ぶらり遊ぶ時間で、日頃の忙しさを緩和しなくては心の整理整頓がつかない私！

あなたは今日から、どう自然と向き合っていくのでしょう？

機器類が、日常生活で当たり前になる。

人の感情を出しきれなくなる。

そこに待ち受ける「イライラ、怒りっぽさ」。食べて、ストレスを解消する。

過食症から次々と病気を発生する。

人の心が穏やかであると過食になりにくい。感情的に不満が多くなると拒食症になるか肥満につながる過食症になる。酒で嫌なことを忘れようとして、深酒からアルコール依存となる。

感情が穏やかでない生活は、「過食症、拒食症、アルコール依存」の三つのいずれかの病気を発生しやすい。

この三つの病気は、半年～一年で完治が難しい。その理由として「症状が半年で改善されても、再び辛いことが起こると、元の病気になるまでアルコールを飲んでしまったりする」から。

人の心が穏やかであることは無駄使いがなくなる。ストレスが貯まる生活をしていると、気分を晴らそうとして、買物ばかりする。そして浪費家に知らず知らずになってしまう。

例えば、室内に閉じこもりインターネットやパソコン、スマートフォンの機器類とだけ接して仕事をしたり、勉強したりすると、感情を外へ出せなくなる。「人と逢うことを煩《わずら》わしい」と思う症状がでる。

次に、好きな時に、起きて、好きな時間に寝る。好きな時間に食べる。自分のしたいことを中心に生活をする。体内の乱れが起こり、精神にも異常が発生してくる。例えば、気に入らないとすぐ大声を出して他人を脅かすようになる。世の中の迷惑人間を多く作り出す結果となる。

機器類と長時間向き合うとテクノストレス症候群にかかるだけではない。全く関係ない他人を巻きこんだ事件が発生している。うかうか夜道を歩けなくなる。塾の帰りの子供にも被害が出る可能性がでてくる。

日本の治安の良さは、世界に誇れるものである。その伝統をずっとずっと守ることを皆さんと一緒に考えよう。

それぞれが一日二～三回を目安に、心が穏やかになる楽しみを生活の中に取り入れよう。

★自然の風に当たって、太陽の光を浴びて「感じよう」

私は、河岸の畔道歩きと空を見て季節の風と話をするのが日課となっている。その後二〇分間の昼寝かテレビを見るのが楽しみである。

一日に二つまで楽しみを作れている。後《あと》のひとつは休みの日に下手なゴルフに行って、帰りにその地域の美味しいものを食べることである。田舎のソバが多い。

午前中の診察が済む。一つのハードルを飛べてほっとする。すぐに犬を連れて畔道を散歩する。散歩が終わると、二つ目のハードルが飛べた。ほっとした気持ちで眠たくなる。

私が寝ると独りになるのが淋しくて、耳元で口ヒゲをさわるか、さわらないかの距離で「うっう〜ん」と犬がしゃべっている。

昼寝したくても、できない状況で午後からの診察を迎える。

午後からは、再び犬の幼稚園に連れていく。三つ目のハードルを飛べたとほっとする。

自分がするべきことをしっかりすることで、患者さんの心に、落ちついて、耳を傾けられる。人に全部任せると楽だろうと思うことも昔はあった。

だが、実際に家のことを自分でやってみると、けっこう大変である。だから、患者さんが高齢者の世話で、うつ病にかかってしまう現状を肌で感じて差しあげられるようになった。

日常生活は、手が抜けない大変さがある。その大変さがわかるように成長したのは、犬の世話をするようになってからである。初めて、主婦の大変さがわかった。

主婦業は、他の仕事と違って、能率良くやらないと、これで終わりという限界がない。自分で「ハイ！　今日はここまで」と決める決意を強くもたないことには、疲労でうつ病になってしまう。だから主婦業を頑張っている奥様達が強い訳が理解できる。

何もしない医師だけをしている若い頃は、何で主婦の人達は、あんなに強いのだろうと不思議で仕方がなかった。

今主婦と同じように水を買って、犬のごはんを買って、犬のタオルを洗って、シャンプーに連れて行って爪を切ってもらって、歯を磨いてもらって……毎日が運動会みたいに忙しい。主婦業の真似に過ぎないが、少し人を思う心が育ち始めた気がする。

河岸の畔道で、独り反省会をしている。今まで、気づかなかったことが、「あ！　なるほど」と結びついてくる。心の視野が広がる。

自然の風にあたる、太陽の光を浴びて「気持ちが良いなあ〜」と感じた。今まで味わったことのない穏やかな時間が流れた。

幸せって、遠くにあるものではない。

毎日、大変な思いをしている透き間を通り抜ける時間を、その人が「大変だ、辛い」と感じるか？

ある人は、「今は大変だが、始まりがあれば、きっと終わりが来る」頑張ろうと思う。

ある人は、「もう嫌だ」と感じるか？

感じ方は異なるが、人にとって大切なのは、「感じている」ことである。感じている間は、良くなれる。

あとがき

「インターネット、スマートフォン、タブレット、TVゲーム」等が、日常生活に当たり前に住み着くようになってきた。

その機器類が人間の健康を崩してきている。

テクノストレス症候群としての症状をテレビで数回に渡り出演して、お知らせさせてもらった。

人間の健康を維持している自律神経が乱れることで、様々な症状を出してきている。

脳疲労から自律神経の乱れが始まった症状は、一週間会社を休んだぐらいでは治せない。

完治に時間がかかってしまう。
病気が治った頃には、以前の環境とは全く違う世界になってしまう。

「退社しなければならない人もいる。休学で留年する人も出ている」

同じ姿勢で長時間、画面を見続けることで「脊髄液《せきずいえき》」がもれることもある。困ったことにはレントゲンでは写らないことがある。
運動量が減り、姿勢が悪くなった子供たちは骨折しやすくなっている。姿勢が悪いと骨と骨をつなぐ軟骨から脊髄液がもれることがあるのだ。そうなるとヘルニアの時の痛みと同じように七転八倒することになる。痛みとの戦いに一～二カ月苦しむことにもなる。

テクノストレス症候群の自殺は、周りの人に、何も告げることなく亡くなるという特長がある。

症状が出る前に、機器類の使用時間の短縮をぜひお願いしたい。

太陽を浴びて、自然な環境を日常生活にたくさんとり入れてほしい。

自分の人生を豊かに充実したものにするには、体と心の健康がなくてはならない。

そう思い、皆様の幸せを願って書きました。

浅川雅晴

本書は二〇一六年七月に弊社より出版した
新書判を改題改訂したものです。

「スマホ」という病

著　者　　浅川雅晴
発行者　　真船美保子
発行所　　KK ロングセラーズ
東京都新宿区高田馬場 2-1-2　〒 169-0075
電話（03）3204-5161（代）　振替 00120-7-145737
http://www.kklong.co.jp

印刷・製本　中央精版印刷
落丁・乱丁はお取り替えいたします。※定価と発行日はカバーに表示してあります。
ISBN978-4-8454-5116-6　C0247　Printed In Japan 2020